眼整形的新技术
——从掌握手术技巧到避免并发症

State of the Art in Blepharoplasty
From Surgery to the Avoidance of Complications

U0197403

注　意

　　该领域的理论知识和临床实践在不断变化。随着新的研究与经验不断扩充我们的知识结构，有必要在实践、治疗和用药方面做出适当的改进。建议读者核实与操作相关的最新信息，或查阅每种药物生产厂家所提供的最新产品信息，以确定药物的推荐剂量、服用方法、服用时间以及相关禁忌证。医师根据对患者的了解和相关经验，确立诊断，以此确认每一位患者的用药剂量和最佳治疗方法，并采取适当的安全预防措施，是其职责所在。不论是出版商还是著作者，对于在本出版物使用过程中引起的或与本出版物相关的所有个人或财产的损伤和（或）损失，均不承担任何责任。

出版者

眼整形的新技术
——从掌握手术技巧到避免并发症

State of the Art in Blepharoplasty
From Surgery to the Avoidance of Complications

原　著：Paraskevas Kontoes
主　译：张亚洁　杨小顺
副主译：李鸿强　蔡　瑞

北京大学医学出版社
Peking University Medical Press

YANZHENGXING DE XINJISHU — CONG ZHANGWO SHOUSHU JIQIAO
DAO BIMIAN BINGFAZHENG

图书在版编目（CIP）数据

眼整形的新技术：从掌握手术技巧到避免并发症 /
（希）帕拉斯凯瓦斯·康托斯（Paraskevas Kontoes）原
著；张亚洁，杨小顺主译 . -- 北京：北京大学医学出版社，
2018.11
书名原文：State of the Art in Blepharoplasty:
From Surgery to the Avoidance of Complications
ISBN 978-7-5659-1865-0

Ⅰ . ①眼… Ⅱ . ①帕… ②张… ③杨… Ⅲ . ①眼外科手术 -
整形外科学 Ⅳ . ① R779.6

中国版本图书馆 CIP 数据核字（2018）第 226351 号

北京市版权局著作权合同登记号：图字：01-2018-2339

Translation from the English language edition:
State of the art in Blepharoplasty
From Surgery to the Avoidance of Complications
by Paraskevas Kontoes
Copyright © Springer International Publishing AG 2017
This Springer imprint is published by Springer Nature
The registered company is Springer International Publishing AG
All Rights Reserved

眼整形的新技术——从掌握手术技巧到避免并发症

主　　译：张亚洁　杨小顺
出版发行：北京大学医学出版社
地　　址：（100191）北京市海淀区学院路 38 号　北京大学医学部院内
电　　话：发行部 010-82802230；图书邮购 010-82802495
网　　址：http : //www.pumpress.com.cn
E — mail : booksale@bjmu.edu.cn
印　　刷：北京强华印刷厂
经　　销：新华书店
责任编辑：李　娜　　责任校对：靳新强　　责任印制：李　啸
开　　本：710 mm×1000 mm　1/16　印张：8.25　字数：144 千字
版　　次：2018 年 11 月第 1 版　2018 年 11 月第 1 次印刷
书　　号：ISBN 978-7-5659-1865-0
定　　价：88.00 元
版权所有，违者必究
（凡属质量问题请与本社发行部联系退换）

译校者名单

主　译：张亚洁　杨小顺

副主译：李鸿强　蔡　瑞

主　审：陈敏亮（中国人民解放军总医院第一附属医院）
　　　　杨　军（上海交通大学医学院附属第九人民医院）

审　校：杨　锋（南华大学附属第二医院）
　　　　薛红宇（北京大学第三医院）

译　者（按姓名汉语拼音排序）：
　　　　蔡　瑞（昆明维多利亚医疗美容医院）
　　　　韩　旭（济南历下美莲医疗美容门诊部）
　　　　贺　斌（湖南省宁乡市人民医院）
　　　　李鸿强（宁夏慧顶医学整形医院）
　　　　梁　军（成都美莱医学美容医院）
　　　　刘　勇（北京艺星医疗美容医院）
　　　　潘荣升（广西爱思特整形外科医院）
　　　　石教鸿（深圳军科医院）
　　　　王　艇（大连明医汇医疗美容医院）
　　　　杨连华（杭州艺星医疗美容医院）
　　　　杨小顺（郑州杨小顺医疗美容医院）
　　　　张亚洁（中国人民解放军第三〇九医院）

主译简介

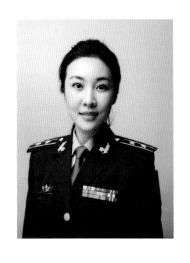

　　张亚洁，医学博士，博士后，中国人民解放军第三〇九医院整形美容烧伤整复中心副主任医师。

　　专业特长：多年来一直从事整形美容外科的临床及基础研究，积累了丰富的临床经验，施行各项美容手术上千例，擅长面部年轻术系列、眼部综合整形、面部轮廓整形系列、吸脂塑形和脂肪移植术、各类隆乳术，在妇科整形、注射美容等领域有独到的心得，尤其是发明的"脂肪加减法联合可吸收线双平面逆向提拉"在业内反响巨大，被业内医师誉为"锯齿线锚点逆向提升第一人"。多次应邀在国内外学术大会上发言。

　　学术任职：现任 *Plastic and Reconstructive Surgery*（PRS）杂志中国地区编委，中华医学会医学美学与美容学分会委员，中国中西医结合学会医学美容专业委员会学术秘书、线雕分会副主任委员、眼整形分会常务委员、瘢痕整形美容专家组委员、抗衰老分会常务委员、华南区专家委员会常务委员，中国整形美容协会脂肪移植分会常务委员、损伤救治康复分会第一届理事会常务理事、海峡两岸分会常务理事、抗衰老分会常务委员，中国医师协会干细胞与再生医学分会常务委员，亚洲医学美容协会抗衰老分会秘书长，中国医师协会美容与整形医师分会眼整形专业委员会常务委员、脂肪移植专业委员会常务委员，《中国医疗美容》《中国美容医学》等多家杂志编委及约稿人。

　　所获荣誉：获国家自然科学基金青年项目、全军青年培育项目、北京市科技计划"首都特色"专项、中国博士后科学基金等多项科研基金，研究成果获军队科技进步三等奖1项，发表学术论文三十多篇、SCI 数篇，参编专著5部。

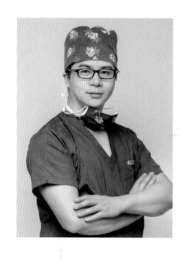

杨小顺，整形外科硕士，主治医师，郑州杨小顺医疗美容医院院长。师从于整形外科专家于江、李世荣教授，曾在重庆第三军医大学整形烧伤科进修学习，先后就职于沈阳友谊医疗美容医院、平顶山医美整形美容医院。2014年6月赴韩国心美眼鼻整形医院跟随郑东学教授进修学习。回国后，就职于郑州河南整形美容医院。2015年，注册执业于郑州杨小顺医疗美容医院，专注于眼鼻整形及修复。

从事整形美容外科学习工作十余年，具备扎实的专业基础和丰富的临床经验，也形成了自己独到的审美与见解，熟谙各类整形外科手术技术，擅长注射美容、面部精雕、面部年轻化、形体塑形等多种整形项目。坚持个性定制化、审美专业化、手术年轻化，在不断提升自己的同时也自主研发了杨氏翘睫美瞳综合美眼、杨氏分段式综合隆鼻等多项技术。

中国医师协会美容与整形医师分会委员，亚韩医疗整形美容协会会员，中国中西医结合学会医学美容专业委员会线雕分会委员，中国非公立医疗机构协会整形与美容专业委员会面部年轻化分会委员，《医学参考报》特邀专家，美国艾尔建公司乔雅登®、保妥适®资深注射专家，韩国艾莉薇®厂家认证注射专家。

发表《探讨鼻尖整形手术的整形效果及临床应用》《岛状腓浅神经营养血管筋膜皮瓣修复膝关节髌骨外露创面》《应用头部螺旋CT扫描进行下颌管与下颌骨位置关系的三维重建》等多篇学术论文，参与翻译《微整形注射解剖学》（辽宁科学技术出版社）。

中文版前言

我从事整形外科工作多年，有幸广泛且深入地接触到了诸多医学美容技术，如微创面部年轻化手术、面部轮廓整形手术、眶周年轻化技术、自体脂肪移植、吸脂塑形、隆乳术、私密整形、注射美容和埋线提升等整形技术，并在这些领域积累了一定的经验。

在工作的初期阶段，让我感触最深的是整形外科医生太缺乏专业书籍来指导日常工作了。或许在那个时候，出版图书的想法就在我心里埋下了种子。

一次偶然的机会，我读到了 Paraskevas Kontoes 博士所著的《眼整形的新技术——从掌握手术技巧到避免并发症》一书。该书涵盖了眼整形从术前到术后的一系列内容。这本书无疑会对国内眼整形医生起到良好的指导作用。于是，年轻时埋在我心底的种子终于生根发芽，我决定将此书翻译成中文。

无数事实证明，成功绝非某人偶然造就的，而是由方方面面的因素促成的。该书的中文版即将问世，这离不开很多人的支持。

首先，要感谢本书的原作者 Paraskevas Kontoes 博士为广大整形外科医生编写了这本内容精辟的书籍。他毕业于希腊雅典大学，在雅典拥有自己的私人诊所。他是欧洲激光美容外科学会的创始成员及前任主席、国际美容整形外科学会客座教授兼教育委员会主席。他曾经出版过一百多部医学美容专业著作，其中最具革命性的是他提出的单缝线牵引技术，这一技术在本书中有详细的介绍。

同时，还要感谢中国人民解放军总医院第一附属医院陈敏亮教授、上海交通大学医学院附属第九人民医院杨军教授和南华大学附属第二医院杨锋教授。三位老师不仅对本书进行了严格的校对审核，还对关键内容给予了极具专业性的点评。正是因为他们的严格把关，才让这本书的内容更为严谨缜密、更具参考价值和指导意义。

另外，还要感谢百特美文化公司的雷建武老师。他从事医学美容图书出版工作多年，在得知我有意翻译此书后，便全程跟进版权引进等工作事宜。对于他不遗余力的帮助，在此表示衷心感谢。

　　本书的翻译还得到了薛红宇、杨小顺、李鸿强、蔡瑞等众多同仁的帮助和支持，在此一并致谢。

　　我衷心希望这本书能为国内的眼整形医生提供一些帮助，进而为我国眼整形事业的发展尽一些绵薄之力！

张亚洁

原著序

我非常荣幸能为 Paraskevas Kontoes 博士的《眼整形的新技术——从掌握手术技巧到避免并发症》撰写序言。

Kontoes 博士是一位著名的教育家和具有前瞻性眼光的思想家，也是国际公认的整形美容手术的领导者。他是欧洲激光美容外科学会（European Society for Laser Aesthetic Surgery，ESLAS）的前任主席，是希腊整形重建和美容外科协会的前成员，现任国际美容整形外科学会（International Society of Aesthetic Plastic Surgery，ISAPS）教育委员会主席。

我和 Vakis 是多年的好朋友，他的外科技术、杰出的教学能力以及他无限的创造力和创新精神一直给我留下了深刻的印象。他不仅在自己的祖国希腊，而且在世界各地都负有盛名。

眼睑在不同的文化中有许多不同的含义。如果说眼睛是"灵魂的窗户"，那么眼睑就是窗户的"窗帘"。成功的眼睑成形术会让患者十分开心和激动，但由于复杂的解剖结构及其与眼睛和整个面部的密切关系，眼睑成形术恐怕是最具挑战性的手术之一。

多年来，整形重建外科医生们一直专注于眼睑的外科手术，包括创伤、癌症、烧伤、眼窝和颅骨的先天性畸形，以及美容整形。

Kontoes 博士在他的这本优秀的眼睑成形术书籍中设置了 8 个非常重要的章节。开篇回顾了眶周区域的解剖学，接下来介绍了眼睑成形术的众多手术技术。基于他在激光技术方面丰富的知识和经验，他用 1 个章节详细介绍了激光辅助眼睑成形术和他自己的创新技术，并全面回顾了这一复杂手术后常见的并发症。最后一章是关于眼睑成形术的哲学方法，这是我最欣赏的部分；该章节总结了 Kontoes 博士在该领域广博的知识和经验。

祝贺 Paraskevas Kontoes 博士为整形美容外科学做出了这一具有里程碑意义的贡献。本书不仅是初年资医生的必备读物，对于具有一定经验的专门从事眼睑美容和重建手术的医生来说也有很大的参考价值。

Renato Saltz
美国犹他州盐湖城

原著前言

我非常高兴和荣幸地接受了 Springer 出版社的建议，编写了一本关于眼睑成形术的书籍，书中融入了我美容整形外科执业生涯的最后几年里在传统技术上做出的一些创新。我在美国、希腊、巴西和英国完成整形外科训练后，于 1994 年在雅典开办了自己的诊所。1996 年，我对美容外科产生了极大的兴趣，我在临床实践中加入了一整套激光技术，以便为患者提供多种治疗手段来解决各种面部和身体衰老问题。

在我美容执业生涯的最初阶段，激光引起了我浓厚的兴趣，不久我开始参加世界各地的教育活动，以丰富和扩展我在这一领域的知识。

除了常规技术，激光辅助眼睑成形术开始逐渐流行。很快，我发现它的优势对于我自己、我的诊所工作人员和我的患者都是显而易见的。

这些年来，激光在眼睑成形术中的使用出现了一些不足之处；然而，现在我确信这项技术在眼睑成形术中的应用是其他技术无法比拟的，它在某些外科手术步骤中的使用是非常有价值的，除了可以获得更好的最终效果，还有助于减少并发症的发生。

我接触到的整形外科医生对此的兴趣也越来越浓厚。我被邀请参加众多的教育活动，在世界各地展示这项技术，以及我对眼睑美容成形术后患者可能发生的并发症及其发生率的观察，这促使我沉迷于眶周年轻化技术的研究，以便能更好地理解并与我的同行们分享有助于提高医患双方术后满意度的各种方法。

这一切努力的关键是眼睑美容成形手术操作经验的汇集，这样我们才能获得最佳的效果并避免并发症的发生。为了与全世界的同行们分享我的这些观点，我接受了 Springer 出版社的提议，编写了这本《眼整形的新技术——从掌握手术技巧到避免并发症》。本书将为所有对这一手术感兴趣并希望在眶周美容整形手术中获得最佳效果的医生们提供一个捷径。

我希望这本书能满足读者的期望，解答他们的疑问，并向他们展示如何获得患者期待的完美结果的技巧和窍门。

我诚挚地感谢所有令我尊敬的老师们，他们曾在美容外科这一梦想之旅中引领着我。我还要感谢所有的同事们，是他们的努力和对这个专业领域的投入使我的知识不断得到充实。此外，我还想对我的家人和朋友表示感谢，他们鼓励并支持我编写这本书。因为正如艾萨克·牛顿所说的：“如果我比别人看得更远，那是因为我站在巨人的肩膀上。”

Paraskevas Kontoes, M.D., Ph.D.

希腊雅典

目　录

第 1 章 眶周解剖

1.1 眼眶的骨性结构

"眼眶"（orbit）是颅骨的腔或窝，眼球及其附属结构位于其中。"orbit"一词一般指代眶骨[1]，也有其他含义[2]。

人类的眶骨不是由一个单一的骨发育而成的，而是由 7 种胚胎学上相互独立的骨组成：颧骨外侧、蝶骨、蝶骨小翼构成视神经管、蝶骨大翼构成外侧眶骨的后部、上颌骨的下部和内侧，它们与泪骨和筛骨一起构成眶骨的内侧壁。

上壁主要由额骨眶板和眶骨附近的蝶骨小翼组成。眼眶骨性表面内侧为滑车，外侧为泪腺窝。

下壁是由上颌骨的眶面、颧骨的眶面以及腭骨的微孔部分构成。内侧靠近眶缘位置，有鼻泪沟。下壁中间有眶下沟，通向眶下孔。眶下裂将下壁和外侧壁分隔开，并将眼眶与翼腭窝和颞下窝相连。

内侧壁主要由筛骨的眶板以及来自上颌骨额突、泪骨和蝶骨体的一小部分组成。此处在眼眶骨壁中最为菲薄，因为筛骨中有许多含气小房。

外侧壁由颧骨的额支构成，后方由蝶骨大翼的眶板构成。两骨在颧蝶缝处融合。

眼眶有 4 个壁。以下骨骼参与其形成（图 1.1 ）：

1. 上壁：额骨和蝶骨。
2. 下壁：上颌骨、腭骨和颧骨。
3. 内侧壁：筛骨、泪骨和上颌骨。
4. 外侧壁：颧骨和蝶骨。

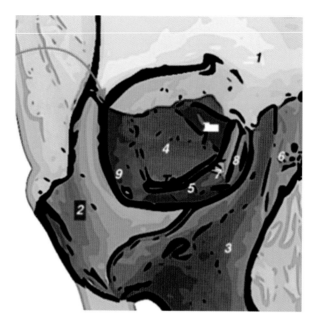

图 1.1　*1* 额骨；*2* 颧骨；*3* 上颌骨；*4* 蝶骨；*5* 筛骨；*6* 鼻骨（不构成眼眶）；*7* 腭骨；*8* 泪骨

提示

眶缘的上外侧由颧骨组成，是某些外眦固定术的骨膜悬吊点，可为下睑提供支持（见图 1.1 中箭头）。

1.2　眼外肌和眼睑解剖

1.2.1　眼外肌

眼外肌中有 6 块肌肉控制眼球运动，1 块肌肉控制眼睑上抬（上睑提肌）（表 1.1）。眼外肌主要由眼动脉的分支供血。下表描述了每块眼外肌的神经支配、位置和运动方式[3]。

表 1.1　眼外肌

肌肉	神经支配	位置	运动方式
上直肌	动眼神经（上支）	眼（前、上表面）	上视 内旋转 内收
下直肌	动眼神经（下支）	眼（前、下、表面）	下视 外展 内收
外直肌	展神经	眼（前、外侧面）	外展
内直肌	动眼神经（下支）	眼（前、内侧面）	内收
上斜肌	滑车神经	眼（后、上、外侧面）	内旋 凹陷 外展
下斜肌	动眼神经（下分支）	眼（后、下、外侧面）	外旋 上抬 外展
上睑提肌	动眼神经	上睑板	收缩和上抬眼睑

提示

　　在上睑成形术中，应注意避免提肌腱膜损伤，其一部分位于眶隔及眶隔脂肪后部，一部分位于睑板前眼轮匝肌上部。这块肌肉或其支配神经的损伤会导致眼睑下垂。

　　在经结膜入路下睑成形术中，为了避免下斜肌损伤和瘢痕组织的形成，注意力必须集中在眼睑后层的睑筋膜囊下缘及下睑缩肌系统。

1.2.2　眼轮匝肌

　　眼轮匝肌（orbicularis oculi muscle，OOM）位于皮肤下方，包绕眼睛。它的功能是闭合眼睑，并协助泪液通过泪小点、泪小管和泪囊及所有泪液流出系统。

　　眼轮匝肌由眶部、睑部和泪囊部三部分组成（图1.2）。眶部覆盖眶缘，可以紧闭眼睑，由自主行为控制。睑部覆盖眼睑，在非自主性或眨眼动作时轻轻闭合眼睑。睑部分为三部分：睑板前部分、眶隔前部分和睫毛部分。泪囊部可压缩泪囊，泪囊会从泪小管中接收泪液，并将其输送到鼻泪管中。

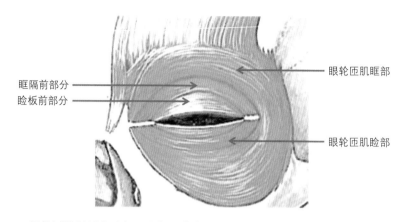

眶隔前部分
睑板前部分

眼轮匝肌眶部

眼轮匝肌睑部

图 1.2　眼轮匝肌眶部和睑部。睑部又分为眶隔前部分和睑板前部分

眼轮匝肌由面神经的颞支和颧支（第Ⅶ对脑神经）支配。其血液供应来自于眼动脉的分支。

提示

　　眼轮匝肌很大程度上参与了眼睑成形术。它与其上方的眼睑皮肤结合紧密，皮肤反映了肌肉的任何改变（如收紧、分离等），因此可以对眶周区的纹理和美观做出改善。

1.3　眼睑的血管解剖

眼睑的血液供应来源于颈内动脉和颈外动脉的分支。眼动脉从颈内动脉处分叉，并供血于眼睑的不同部位。在上睑的内侧，眼动脉分成两部分，并向外延伸，供给上睑和下睑。供给下睑的分支实际上是来源于上睑缘血管的分支（供给上睑）。从眼动脉发出的上睑缘和下睑缘血管形成了睑缘弓。睑缘弓在眼睑成形术中易受损伤和出血。

睑缘弓动脉位于睑板前方，分别距上睑缘 4 mm、下睑缘 2 mm。上睑缘弓向上分支形成了一个外围弓，位于 Müller 肌前方，在此层进行眼睑手术时容易损伤动脉弓。

颈内动脉的另一个分支是泪腺动脉，其穿过两侧眼睑的眶隔，最终连接到睑缘弓。

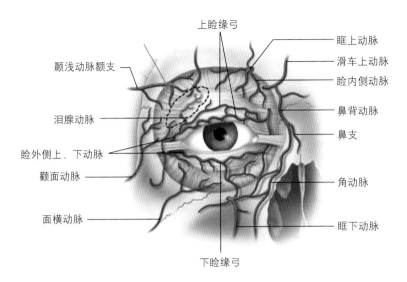

上睑缘弓

颞浅动脉额支

泪腺动脉

睑外侧上、下动脉

颧面动脉

面横动脉

眶上动脉

滑车上动脉

睑内侧动脉

鼻背动脉

鼻支

角动脉

眶下动脉

下睑缘弓

图 1.3 眼睑的血液供应（改编自：Master Techniques in Blepharoplasty and Periorbital Rejuvenation, Surgical Anatomy of the Forehead, Eyelids, and Midface for the Aesthetic Surgeon. Authors: Kevin S. Tan, Sang-Rog Oh, Ayelet Priel, Bobby S. Korn, Don O. Kikkawa, with permission from Springer）

　　上文描述了颈内动脉及颈外动脉的分支通过面动脉、眶下动脉和颞浅动脉营养眼睑。每一个分支血管都与其他的动脉在面部融合。例如，供应眼睑的颞浅动脉的分支与面动脉颞支和面横动脉分支互相交通。

提示
　　颞浅动脉额支及其分支在上睑成形术剥离时最容易出血，特别是经上睑成形术切口行单缝线牵引技术形成肌肉下隧道时（图 1.3 箭头所示）。在相关章节中会有更详细的介绍。

1.4　眼睑的神经支配

　　眼睑受运动和感觉神经支配。
　　运动神经支配是由面神经、动眼神经和交感神经纤维实现的。
　　面神经支配眼轮匝肌、额肌、降眉间肌和皱眉肌。面神经的颞支和颧支支配眼轮匝肌。

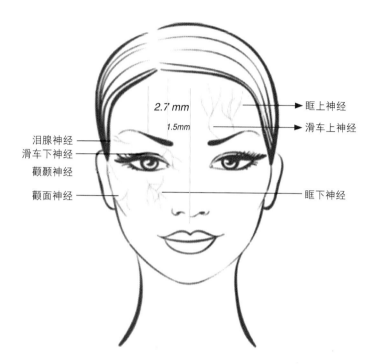

2.7 mm

1.5mm

泪腺神经

滑车下神经

颧颞神经

颧面神经

眶上神经

滑车上神经

眶下神经

图 1.4　眼睑的感觉神经。图中的画线和距离显示了眶上神经和滑车上神经的位置和偏移。这有助于避免术中损伤该区域

　　动眼神经及其上方分支主要支配上直肌和上睑提肌。交感神经纤维通过上睑板肌（Müller 肌）的神经支配来使上睑收缩。交感神经纤维支配下睑板肌，使下睑收缩。

　　三叉神经通过其眼支（V1）和上颌支（V2）为眼睑提供感觉神经支配。眼支的终末支为泪腺神经、眶上神经和滑车上神经（从外侧至内侧）（支配上睑），以及滑车下神经（支配上下睑的内侧）。上颌支的终末支为颧面神经和眶下神经，支配下睑。颧面神经支配眼睑外侧，眶下神经支配下睑（图 1.4）。

1.5　"衰老"和"美容性"眼睑解剖

　　衰老是一个动态过程，从出生后就开始，系统地影响人体所有的功能和解剖结构。

　　同样的情况也发生在眼眶及相关结构上，如骨骼、肌肉、脂肪、皮肤等。

1.5.1　眶周的年龄变化

根据 Bryan Mendelson 和 Chin-Ho Wong[4] 的研究，眼眶孔径随着年龄的增长而增加，在面积和宽度上都是如此。然而，再吸收是不均匀的，并有特定的位置。特别是眶缘的上内侧和下外侧，尽管变化的速度各有不同，但这两部分的变化更大。眶缘下外侧的变化在中年时就显现出来，而上内侧的衰老可能只在年老时才会显现。在年老时，眼眶的下内侧也有凹陷的趋势，特别是在男性。与此相反，眶上缘和眶下缘的中心部分则较稳定，几乎不会随着年龄的增长而发生任何再吸收（图 1.5 和图 1.6）。

面部骨骼的再吸收会导致骨膜后缩，从而改变骨骼表面的位置。面部韧带和肌肉通过骨膜的附着位置也会相应移动。最终可能导致这些结构失去对它们所作用的组织的力学作用。

受骨骼显著减少影响最大的区域是那些面部衰老症状表现最显著的区域。在上睑内侧，随着衰老的发生，眉毛的位置反而升高，因而加剧了眉外侧的下垂。随着年龄的增长，内侧眶脂肪垫也变得更加突出，可能与眶缘上内侧的衰退有关。面部中颊软组织发生的衰老变化最为复杂。泪槽畸形、颧袋、鼻唇沟的加深和褶皱的增多在很大程度上可归因于上颌骨的老化（图 1.7）。

这些变化很容易在一张衰老的脸上观察到，如图 1.8 ~ 1.10 所示。

在年轻的面部，颧脂肪垫跨越颧突，使中面部呈现一个三角形的外观，其三角形的顶点在下颌处。

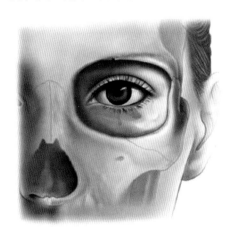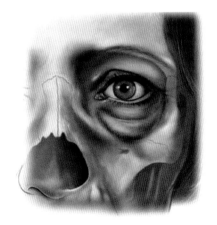

图 1.5　眼眶的上内侧和下外侧位置最容易被吸收。这使得眶周老化的特征逐渐显现出来，如内侧脂肪垫的增大突出、内侧眉抬高以及睑颊结合部（lid cheek junction）拉长（改编自：Bryan Mendelson and Chin-Ho Wong[4], with permission from Springer）

图 1.6 箭头表示老化时易被吸收的面部骨骼区域。箭头的大小与再吸收量有关（改编自：Bryan Mendelson, Chin-Ho Wong [4], with permission from Springer）

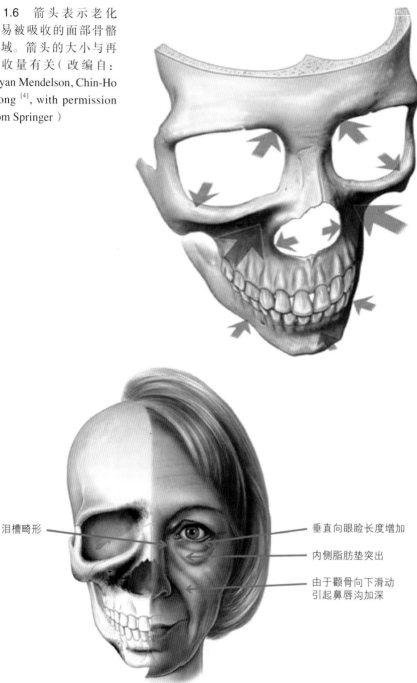

泪槽畸形

垂直向眼睑长度增加

内侧脂肪垫突出

由于颧骨向下滑动引起鼻唇沟加深

图 1.7 图左边较暗的区域是骨质流失最大的区域。老化的特征表现为面部软组织与对应的骨骼支持减弱（改编自：Bryan Mendelson, Chin-Ho Wong [4], with permission from Springer）

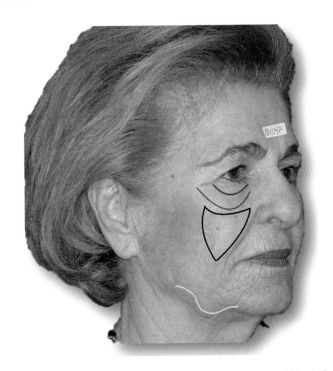

图 1.8 黑线示颧脂肪垫下移、鼻唇沟突出，蓝线示垂直向眼睑皱褶变宽，红线示内侧脂肪垫突出，黄线示下颌囊袋形成

随着年龄的增加，颧脂肪垫下移，眶下缘凹陷，加重了鼻唇沟的形成及体表投影。下睑皱褶变宽。眉毛、下面部下垂明显，下颌囊袋形成。

因此，眼眶的衰老过程影响到所有周围组织，如骨骼的逐步吸收、颧脂肪垫下移和萎缩，皱褶加深和肌肉松弛导致脂肪垫突出和皮肤纹理老化，出现皱纹、褶皱、萎缩，有碍美观。

提示

现代眼睑成形术建议，在手术前必须考虑所有上述的老化特征。眼睑成形术并不是严格意义上的还原技术，而是应该包括用不同的方法和手段来修复组织下垂、脂肪萎缩和肌肉松弛。

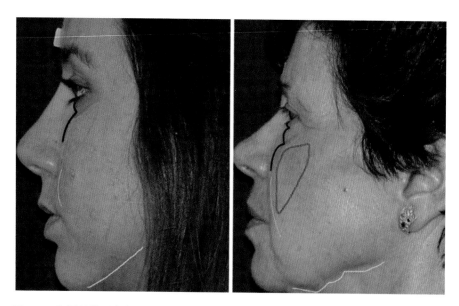

图 1.9　左图黑线示年轻人面部的双凸型，右图黑线示年老者面部的三凸型；左图橘色线示年轻人面部的脂肪垫支撑着颧骨区域，右图橘色线示年老者面部下移的脂肪垫和鼻唇沟褶皱形成三凸型；左图蓝线示年轻人不明显的鼻唇沟，右图蓝线示年老者明显的鼻唇沟褶皱；左图黄线示年轻人平滑的下颌弧线，右图黄线示年老者的下颌曲线

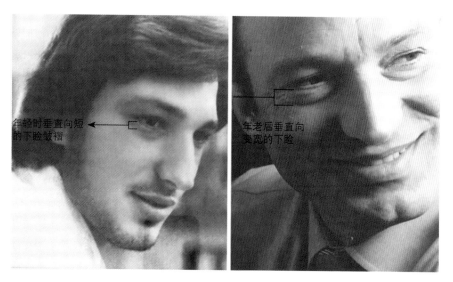

图 1.10　左图示年轻时垂直向短的下睑皱褶（18 岁），右图示年老后垂直向变宽的下睑（45 岁）

1.5.2　衰老引起的眶周区域皱纹、凹槽和皱褶

所有上述的衰老过程及对眶周组织产生的相关影响，造成眶周区域出现皱褶和凹槽，这也正是患者对其容貌改善的主要诉求。

这些动态的皱纹和凹槽是骨骼、脂肪和肌肉解剖改变的结果，主要是由于重力影响和骨骼再吸收等老化因素影响了眼眶的组织。

这些皱纹和凹槽的定义在文献中有所不同，但重点是如何区分它们，并在临床上诊断它们所代表的真实情况以及确定治疗方案。

在眶周区域形成的皱纹和凹槽主要有以下几种（图 1.12）：

1. 下睑皱褶：这条皱褶穿过眼睑的裂缝，连接内外眦。它在青年时期代表一种解剖元素，但由于下睑的逐渐松弛而发生改变。

2. 泪槽（泪沟线）：泪沟线的定义最初是由 Duke-Elder 和 Wybar 在 1961 年提出的，指的是"从内眦向下、向外，下睑的松散组织与脸颊紧实的组织结合处，此线锚定在筋膜穿过眼轮匝肌固定在骨膜处[5]"。1969 年，此线被重新命名为"泪槽畸形"，因为观察到眼泪会沿着这条凹槽流淌下来[6]。

在临床工作中简单的表达就是，泪槽或泪沟线是下睑内侧、前泪嵴外侧的凹陷，局限于眶下缘的下方。眼轮匝肌限制韧带在泪槽形成过程中起着重要的作用，它起于眶缘下方，止于眼睑皮肤和眼轮匝肌眶部的交界处。

- 眼轮匝肌限制韧带是双层膜状结构，将眶隔前间隙和颧前间隙分隔开，在眶周区域插入皮下脂肪和深层脂肪垫之间。眼轮匝肌限制韧带在中央部位的松弛使得下睑脂肪下降到上颊，在睑颊交界处形成"V"畸形[7-8]（图 1.11 和图 1.12）。

3. 睑颊沟：这个凹槽是泪槽向下外侧的延伸。许多学者将这一凹槽作为"睑 - 颊"结合部的标志，尽管 Val Lambros 指出，眼睑皮肤和脸颊皮肤是不一样的，而且随着年龄的增长，该区域的皮肤位置相对稳定；然而，大多数学者仍继续使用 Loeb 最开始描述的可见凹槽来描述眼睑与脸颊相结合的位置。其原因与泪槽形成的原因相似，尽管没有眼轮匝肌的嵌入和泪槽韧带（图 1.12）。

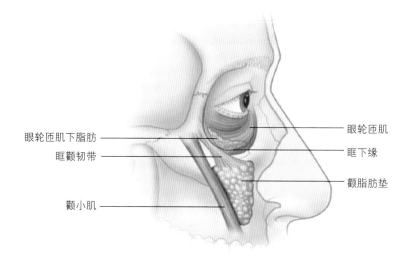

眼轮匝肌下脂肪 ——

眶颧韧带 ——

颧小肌 ——

—— 眼轮匝肌

—— 眶下缘

—— 颧脂肪垫

图 1.11　眼轮匝肌下脂肪（SOOF）、眶颧韧带、颧脂肪垫和眼轮匝肌（OOM）的解剖示意图（改编自：Master Techniques in Blepharoplasty and Periorbital Rejuvenation, Surgical Anatomy of the Forehead, Eyelids, and Midface for the Aesthetic Surgeon. Authors: Kevin S. Tan, Sang-Rog Oh, Ayelet Priel, Bobby S. Korn, Don O. Kikkawa, with permission from Springer）

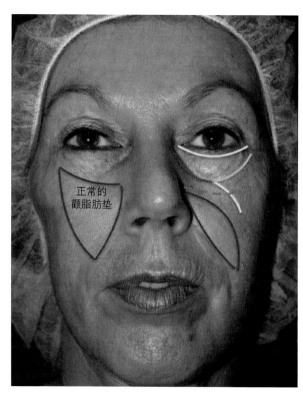

正常的
颧脂肪垫

图 1.12　白线示下睑皱襞，红线示泪槽或泪沟线，蓝线示睑颊沟，黄线示颧沟。可见睑颊沟和颧沟连接形成一个"Y"形，其尾部形成泪槽

4.**颧沟（中颊沟）**：是一条向底部延伸的斜线，延伸至向下和向内的方向，与组织的松弛有关。

睑颊沟和颧沟连接形成一个"Y"形，其尾部形成泪槽（图 1.12）。

最后，对于整形外科医生来说，鉴别诊断至关重要；对于患者而言，眶周区域的老化现象（如颧纹、泪槽和"脂肪袋"）是他们最为关心的，需要用不同的治疗方法来处理。这三个症状很容易被混淆，这会误导外科医生做出错误的治疗决定。颧纹和下睑"脂肪袋"由于它们的解剖结构相邻，更容易产生混淆。颧纹和下睑脂肪袋的三个主要区别集中体现在病因、位置和临床表现上（表 1.2，图 1.13）。

表 1.2　颧纹和"脂肪袋"的区别

颧纹	眼睑脂肪袋
病因：下睑和脸颊皮肤受到光损害以及由于老化导致的下方肌肉重力作用	病因：与年龄相关的下睑区域的脂肪膨隆，或年轻时的遗传因素
位置：主要是脸颊部位和（或）部分眼睑	位置：只在下睑区域
临床表现：柔软，可移动	临床表现：更坚硬，不易移动，向上看时更突出

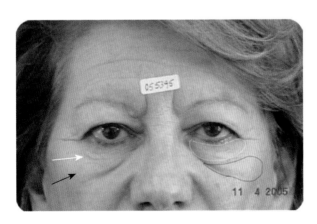

图 1.13　黑线所示为颧纹的位置 [主要是脸颊区域和（或）部分下睑]，白线的位置为"脂肪袋"（只在下睑区域）。黑色和白色箭头所示为患者对侧面部的相应位置。颧纹是由于下睑和脸颊皮肤受到光损害，以及由于老化导致的下方肌肉重力作用；而脂肪袋则是与年龄相关的下睑区域的脂肪膨隆，或年轻时的遗传因素所致。颧纹是柔软的、可移动的；而脂肪袋则相反，脂肪袋更结实，不易移动，向上看时更突出

专家点评（杨锋　南华大学附属第二医院）

　　本书解剖章节的编撰，作者别具匠心地摒弃了传统的、常规的从皮肤开始分层次，以及分系统的、纷繁复杂的编写套路，而是从临床需要出发，以较小的篇幅、图文并茂的形式，紧扣临床，对骨骼、肌肉、血管、神经等几个重点方面做了简明扼要的总结概述，比如眼轮匝肌各个部分的主要功能、三叉神经各个分支的支配范围等，为后续章节临床术式的介绍提供了对应的解剖理论基础。尤其是"衰老"和"美容性"眼睑解剖部分，高屋建瓴地总结概括了骨老化、容量缺失、组织移位等因素在眶周的表现，为眶周老化的诊断和治疗提供了坚实的理论基础。

参考文献

1. Orbit – definition and more from the Free Merriam-Webster Dictionary. Retrieved 26 Mar 2010.
2. Orbit at the US National Library of Medicine Medical Subject Headings (MeSH).
3. Yanoff M, Duker JS. Ophthalmology. 3rd ed. Edinburgh: Mosby; 2008. p. 1303. ISBN 978-0323057516.
4. Mendelson B, Wong C-H. Changes in the facial skeleton with aging: implications and clinical applications in facial rejuvenation. Aesthetic Plast Surg. 2012; 36(4):753–60.

推荐阅读

5. Duke-Elder S, Wybar KC. System of ophthalmology: the anatomy of the visual system. In: Duke- Elder S, editor. The eyelids, vol. 2. Saint Louis: C.V. Mosby Company; 1961. p. 499–539.
6. Flowers RS. Tear trough implants for correction of tear trough deformity. Clin Plast Surg. 1993; 20:403–15. PubMed.
7. Owsley JQ, Roberts CL. Some anatomical observations on midface aging and long-term results of surgical treatment. Plast Reconstr Surg. 2008; 121(1):258–68.
8. Hartstein ME, et al. Midfacial rejuvenation. New York: Springer Science+Business Media; 2012 . doi:10.1007/978-1-4614-1007-2_2. © Springer Science+Business Media, LLC 2012.
9. Lambros V. Observations on periorbital and midface aging. Plast Reconstr Surg. 2007; 120(5):1367–76; discussion 1377.
10. Massry GG, et al. Master techniques in blepharoplasty and periorbital rejuvenation. New York: Springer; 2011. doi:10.1007/978-1-4614-0067-7_2. © Springer Science+Business Media, LLC 2011.

第 2 章　眼睑成形术的技术发展

2.1　经典眼睑成形术

眼睑成形术是美容整形手术中最常见的一种手术。"眼睑成形术"这个词来源于希腊语单词"blepharo"（眼睑）和"plasso"（形成）。

多年来，各种技术和方法都得到了推崇，并有大量的文献报道。这些方法包括各种皮肤切口工具（普通钢刀片、激光、射频）、经结膜入路、脂肪切除、脂肪移植、泪腺悬吊、眦固定术、皮瓣法、皮肌瓣法、化学剥脱术和激光磨削术。没有哪一种手术或手术组合能满足每个患者的需求。遗憾的是，设备成本和营销方法也在外科医生和患者的决策中发挥了作用。

传统眼睑成形术通常包括切除松弛的皮肤和肌肉，以及过度去除脂肪，这使患者的眼眶变得凹陷，反而使外观更显衰老。现代的眶周年轻化方法更为保守，只是有限地切除老化的眶周软组织，以恢复年轻的外观。

传统眼睑成形术的基本外科步骤包括：切除上、下睑冗余的皮肤，切除多余的眼轮匝肌，切除眶隔后脂肪，几种外眦固定术以及根据患者适应证而施行的眦成形术。

2.1.1　快速文献回顾和经典眼睑成形术的发展趋势

眼睑成形术最初是 Karl Ferdinand Von Grafe 在 1818 年报道一例他在 1809 年施行的眼睑重建手术时提出的。

1913 年，《美国眼科百科全书》将眼睑成形术定义为眼睑组织的重塑、置换、调整或移植。外科医生直到 20 世纪才认识到其美容性指征。这一变化是随着手术技术的改进、更好的手术结果和对感染的控制之后而发生的。

1920 年，巴黎的一位外科医生 Suzanne Noel 写了一本关于眼睑美容手术的书。她提到了运用照片进行术前设计的重要性。1924 年，Julian Bourguet 首次描述了经结膜入路眶隔后脂肪切除术。1929 年，他描述了从上睑的两个分开的眶隔中去除脂肪。在 20 世纪 50 年代，Castanares 详细描述了眼睑的解剖结构，并指出了在眼睑成形术中切除眼轮匝肌的重要性以及它对获得更好的美容效果的作用[1]。

过去，外科医生对眼睑组织切除非常激进，这一情况导致多年后随访的患者中出现不良的术后结果。凹陷的眼睛和"眼睑被切断"的现象非常普遍。

眼睑成形术的最新趋势是保持眼睑的"饱满"，同时纠正"厚度"，这实际上是大多数患者关注的主要问题。通过详细的术前临床检查、保守的组织剥离和切除、多次与患者讨论并解释美容性解剖和预期结果可实现这一目标。

2.2　眼睑成形术的创新技术

尽管在过去的 20 年里，美容整形技术的发展有了巨大变化，但经典的眼睑成形术并没有太多的改变，正如前文所述，至少在经典手术的基本步骤上是如此。眼睑结构（皮肤、肌肉、脂肪）的保守切除是近年来最重要的技术发展，同时也伴随着技术设备的发展，目前已经大量应用于美容性眼睑成形术领域。激光技术和其他设备（射频等）如果使用得当，可以减少组织损伤、缩短术后停工期并最大限度地减少并发症的发生。

2.2.1　是去除还是重塑眶周组织

这个问题争议的焦点是眼睑脂肪，根据患者的适应证，是应保守地还是更积极地去除部分眼睑皮肤和眼轮匝肌。

做出脂肪去除或脂肪重新定位的决定取决于眼睑的基础条件。如果有大量的脂肪，它可能会被完全切除，或重新定位后部分切除或不切除。如果有轻度到中度的额外脂肪，在它下面有一个凹陷，把脂肪移到空心区域则更为合适。总的来说，作者的观点是不应该刻板地坚持做"脂肪保持者"或"脂肪切除者"。每个患者都有不同的适应证，在术前应该制订合适的方案。在图 2.1 中，患者的下睑脂肪非常突出。对于该患者，通过眶隔缝合术和收紧眼轮匝肌来保持整个脂肪的含量，可能会导致压迫眼球或其他并发症。相反，将保守的脂肪切除和脂肪的重新定位这两个方案结合起来操作或单独应用，都可以为患者提供一个很好的结果。

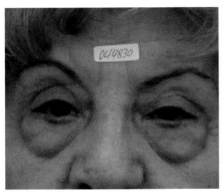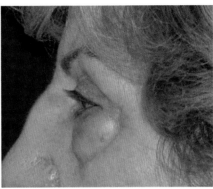

图 2.1　下睑脂肪过度膨隆。保守的脂肪切除和（或）脂肪的重新定位更为适用，而不是保留全部脂肪

提示

关于眼睑成形术，作者对于脂肪的建议是，并不是每个患者都必须以同样的方式治疗。

一般来说，可以保守地切除上、下睑的脂肪，或者用热灼缩小（激光气化、射频、电灼术），或者重新定位，甚至全部保留。这要根据每个患者的适应证来决定。

一定要仔细检查上睑的内侧脂肪室和下睑的外侧脂肪室，这是术后最常见的患者抱怨脂肪膨隆的位置。外科医生需要对这两个区域的解剖和组织结构谨慎操作，因为经常会出现脂肪切除不足（参见第 4 章 4.3.3 和 4.4.2 部分以及第 6 章和第 7 章的相关内容）。

专家点评（杨军　上海交通大学医学院附属第九人民医院）

　　"脂肪重新定位"有公认的名称，即"眶隔脂肪重置"。现代眼睑整形的新概念之一是适度保留肌肉、脂肪等相关脸部软组织，并重置这些结构，以达到重睑成形美化（多为东方人）、眼睑年轻化之目的，而避免传统方法去除过多肌肉、脂肪、纤维结缔组织造成的粘连、生硬、塌陷、衰老甚至上睑下垂、退缩等不良后果。

　　现代上睑整形真正的革命性变革在于提肌核心理念在重睑术、上睑下垂矫正手术中的认识、确立和应用。

　　对内眦赘皮形成原因的认识，由过去的皮肤多余异位改变为内眦纤维结缔组织增厚、眼轮匝肌异位造成内眦垂直张力增加。相关的治疗理念也随之而变。

2.3　激光在眼睑成形术中的应用

　　Baker 在 1980 年首次施行了激光辅助的眼睑成形术[2]。他的结论是，这是一项非常有前途的技术。从那以后，在眼睑成形术中充分利用激光方面出现了一些缺陷。

　　最常见的用于眼睑成形术的激光设备是 CO_2 激光器，其具有手术无出血和收缩组织的特性。然而，激光束发射引起的热传导是一个必须认真考虑的问题。激光的三个最重要的特性集中体现在它可以作为切割工具、凝血装置及钝性分离装置。

　　作者及其同事在 1997 年开始使用激光进行眼睑成形术[3]。在当时，作者也采用消融模式对眶周皮肤进行激光换肤术。在手术过程中使用 CO_2 激光有一些独特的优势：相对无血的手术视野、瘀斑减少、组织收缩的特性和紧致换肤。然而，紧致换肤会伴随长时间的红斑、皮肤色素改变、粘连。当做皮肤切开时，工具使用不当时偶尔会造成瘢痕形成，这对患者来说是非常令人沮丧的。在深色皮肤类型中，这种副作用的发生率可能更高。患者在长时间的色素变化中倍感压力，尽管这种情况多数会自行消退，但与其他设备的进一步搭配操作可以加速这一修复过程[4]（图 2.2）。

　　然而，在眼睑成形术中，CO_2 激光是术中其他步骤的绝佳工具。

　　尽管有上述发现，结合多年的眶周手术经验，在使用了包括钢制刀片、射频、Ellman 刀在内的其他几种切割设备后，作者仍然更喜欢在施行某些外科手术时使用 CO_2 激光，尤其是上、下睑经结膜入路的睑成形术[3-4]。

作者已经弃用激光在皮肤做切口，这将在第 4、6 和 7 章中详细介绍。

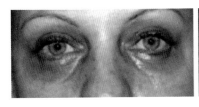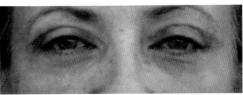

图 2.2　激光换肤术后炎症后色素沉着（左图）和红斑（右图）。尽管它们可以自行消退，但对患者来说很有压力并且延长了术后的停工期

参考文献

1. Castanares S. Blepharoplasty for herniated infra-orbital fat: anatomical basis for a new approach. Plast Reconstr Surg. 1951; 8:46.
2. Baker SS, Muenzler WS, Small RG, Leonard JE. Carbon dioxide laser blepharoplasty. Ophthalmology. 1984; 91(3):238–43.
3. Kontoes PP, Lambrinaki N, Vlachos SP. Laser-assisted blepharoplasty and inferior lateral retinaculum plication: skin contraction versus skin traction. Aesthetic Plast Surg. 2007; 31(5):579–85.
4. Kontoes PP, Vlachos SP. Intense pulsed light is effective in treating pigmentary and vascular complications of CO_2 laser resurfacing. Aesthet Surg J. 2002; 22(5):489–91.

第 3 章　激光辅助眼睑成形术的历史和现状

在应用 CO_2 激光进行眼睑成形术后，我们进行了一项对患者康复情况的观察研究，并创立了瘢痕评估量表（表 3.1）。

我们对两组睑成形术患者进行了问卷调查，这些患者运用手术刀或激光（每组中均有 80 名皮肤类型相似的患者）做了手术切口。结果如表 3.2 所示。

绝大多数接受常规切口的患者都对瘢痕的结果进行了评估，多数人认为瘢痕不错或良好，只有 1 例进行了瘢痕修复。相反，只有一半的激光皮肤切口患者对他们的瘢痕预后感到满意。这一组的主要问题是伤口裂开和（或）瘢痕色素沉着。超过 20% 的人需要瘢痕修复，大多数是在切口外侧缘和外眦皮肤外侧进行的。这种情况的发生是由于激光束的炭化效应在切口的近边缘处产生了一个热凝固组织区，这与激光引起的热传导有关，从而对组织的再生能力产生了影响。当然，这一事实可能归因于激光参数和特定的激光技术；然而，使用几个不同的参数得到的结果是一样的。

表 3.1　患者上睑瘢痕质量评估表

优秀	患者完全满意，不会注意到瘢痕
良好	患者满意，会注意到瘢痕或轻微的色素沉着
一般	患者对瘢痕感到烦恼，需要化妆遮瑕，不需要修复
差	患者不满意，需要修复

表 3.2　根据患者主观评价的上睑切口瘢痕质量

	优秀（%）	良好（%）	一般（%）	差 / 需矫正（%）
常规切口	60	35	3.75	1.25
激光切口	22.5	28.75	27.5	21.25

另外，在外眦外侧部分矫正的位置由于该解剖区域皮肤厚度和质量的不同，其皮肤与眼睑的眶内部皮肤相比是不同的。

根据这些观察结果，我们停止使用激光做皮肤切口，并且从 2002 年以后仅通过刀片进行手术操作。

3.1 激光辅助上睑成形术

详细的技术将在第 4 章中介绍；然而，必须注意在过去以及现在在不同外科手术步骤中使用激光方法的差异性。

如前所述，用激光做皮肤切口的操作已被摒弃。尽管它是一个很好的工具，手术切口无渗血，并且操作快速、精确、简便，但我们仍然要指出，在手术过程中，激光的热传导在瘢痕的愈合过程中起到了重大影响。CO_2 激光器沿着伤口边缘产生一个不可逆的热损伤（凝结）区域，目前已证实这一发现与激光伤口愈合延迟、术后伤口裂开和瘢痕不太令人满意有关（图 3.1）。

因此，应该用刀片做皮肤切口。然而，一旦切口已经完成，用激光技术进行剩下的剥离已经被广泛应用。

过去我们使用激光进行皮瓣剥离简单、快速、安全，现如今也被弃用了，原因与皮肤切口所观察到的情况类似。在操作过程中，激光束会产生较高的温度，主要影响皮肤切口的边缘，而不是皮下组织。为了避免延迟愈合和瘢痕形成，现在使用锐器代替激光进行皮瓣剥离（图 3.2）。

在过去，眼睑成形术的一个非常重要的步骤是沿上睑的皮肤切口切除

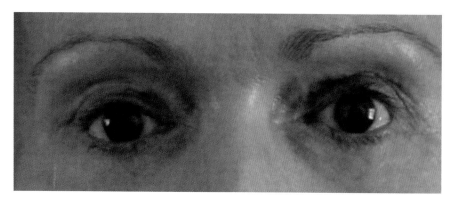

图 3.1　患者在外院接受的上睑成形术，激光切口的瘢痕质量较差，左上睑更为突出。患者接受了常规刀片瘢痕切除和瘢痕再缝合

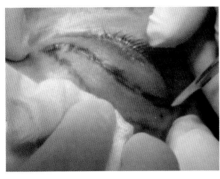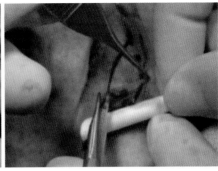

图 3.2 用刀片切开上睑皮肤，用剪刀剥离皮瓣

眼轮匝肌的眶隔前部分，以便在术后形成更好的上睑皱褶。采用激光操作快速、无出血（图 3.3）。无须对眼轮匝肌进行缝合。新形成的眼睑皱褶由于皮肤缝线的附着力，在条状切除肌肉后，暴露出的隔膜被固定得很好。术后效果良好，患者满意度高（图 3.4）。

　　近几年，我们在眶周手术中已经调整了最大组织保留的理念，我们用激光散焦光束收缩眼轮匝肌，而不是像过去一样切除肌肉条。这种激光束对肌肉的紧致效应产生了一种可控的"瘢痕"，不仅是由于高温导致的水分蒸发而脱水，而且与肌肉条切除相比，已证实效果是同样的甚至更好。通过长期结果的观察，这一操作已经成为上睑成形术的标准步骤（图 3.5）。

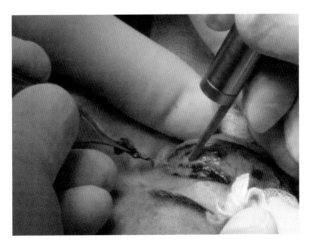

图 3.3 在血液干净的平面进行眼轮匝肌条状激光切除术。注意下方的膜状结构，皮肤在其上形成线状稳固粘连为术后上睑皱褶

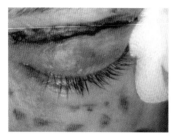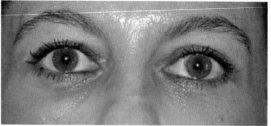

图 3.4　切除眼轮匝肌肌肉条后的术中照片以及术后 6 年上睑皱褶的完美效果

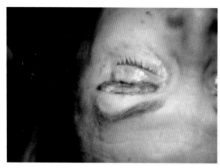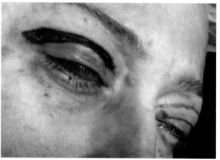

图 3.5　散焦的激光束收缩眼轮匝肌的术中照片，形成的眼睑皱褶良好，无须条状切除眼轮匝肌

总而言之，在激光上睑成形术中比较过去和现在的技术，有两处重要的改进：

– 皮肤切口和皮瓣剥离最好用手术刀而不是激光来进行操作。
– 用一束散焦的激光束来进行眼轮匝肌的收缩，而不是像过去一样切除肌肉条。

余下的剥离和脂肪切除仍然是用激光通过无血、精准和安全的方式进行的。

3.2　激光辅助下睑成形术

作者的研究方向是经结膜切口和眶隔后剥离来显露下睑，这样可以减少开放性手术带来的潜在并发症，如术后下睑外翻、巩膜显露，以及经常可见的瘢痕。此外，可避免在切开下睑的皮肤后，有时在外眦部位的眼周区域形成圆形外观。而且，如果术后只有一个切口（上睑切口）（图 3.6），患者会感到高兴。

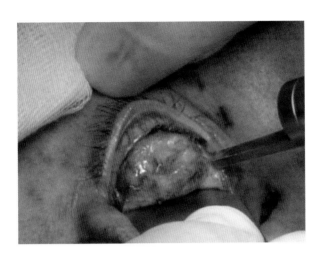

图 3.6　经结膜切口和眶隔后剥离直达眶脂肪

根据几位作者和一些普遍的想法，下睑的皮肤松弛问题不能用一种经结膜入路的方法来完全解决，通过引入两个简单的操作就能达到彻底的修正：

（a）经结膜切口，通过散焦激光光束，使眼轮匝肌后壁收缩。

（b）单缝线牵引技术（SSTT），指的是牵引外眦韧带下外侧支持带（下外侧脚），并根据患者的适应证和需求，将其锚定在眶缘的骨膜上。

这两个操作方法将在第 4 章中详细介绍。

经结膜技术通过眶隔后剥离，增加了患者的满意度，并大大减少了下睑成形术后的潜在并发症。

因此，在下睑成形术中，以往和现在主要的和最重要的创新是经结膜入路和在手术过程中激光的应用。

此外，之前提到的两种新方法使得经结膜入路更受欢迎和有效。

在需要行开放式手术的情况下，比如下睑皮肤过度松弛的患者，或者是有颧纹和其他严重老化症状的患者，激光再次在手术过程中起到了积极作用。在传统的皮肤切口之后，如果无须去除脂肪，已证实激光是一个很好用的工具，可用于剩余的组织剥离，也可以用来收缩眶隔。用激光进行眶隔紧缩会产生一种非常有效的、比预期时间更长的紧致效果，从而增强最终的效果。如果在下睑成形术中需要去除脂肪，激光再次成为出血少和能快速完成手术的极佳工具。

3.3　眶周区激光换肤治疗

随着激光在皮肤切口中的应用，激光换肤术也开始得到广泛的应用。在很多案例中，上、下睑都是采用 CO_2 激光换肤治疗。这项技术的优势显而易见，可以治疗皮肤表面不平、细纹（尤其是外眦内侧）以及轻度皮肤松弛。然而，表皮再生需要 5~7 天，而术后红斑会持续数周。

此外，炎症后色素沉着会很麻烦，而且一旦发生，通常会持续数月。

长时间的红斑和色素沉着通常会自行消退。非剥脱性光源（强脉冲光）的使用可以加速这一过程。地中海的皮肤类型通常是 Ⅲ 型或 Ⅳ 型（根据 Fitzpatrick 分型）。在这些患者中，激光换肤术后发生色素性疾病的概率更高。尽管手术结果对患者来说是非常满意的，但是激光换肤术的恢复期较长和需要长时间每日使用化妆品，会使患者感觉压力很大，即使对那些最理解并且很配合的患者来说也是如此（图 3.7）。

眼睑成形术对于许多患者来说并不算大手术，他们希望尽早恢复日常活动。激光辅助眼睑成形术在这一点上有明显的优势。

然而，尽管 CO_2 激光换肤术有其独特的优势，但在这一点上并没有实质性改善。为了避免患者的下睑皮肤切口明显及长时间的术后停工期，自 2003 年以来，我们将单缝线牵引技术应用到手术中。

这一技术是用下睑皮肤牵引代替激光的收缩作用，避免了上述所有的后遗症，其皮肤再生作用与激光类似，但没有色素变化和长时间的停工期，并且能避免下睑日后出现松弛、外翻和巩膜显露等。

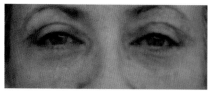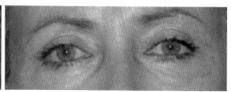

图 3.7　激光换肤术后表面红斑（左图）。局部用药并避免阳光照射，术后 4 周红斑完全消退（右图）。该患者未使用非剥脱性光源加速修复过程

对于活动性的细菌、病毒或真菌感染，CO_2 激光换肤治疗是禁忌的。对于有瘢痕疙瘩或增生性瘢痕形成倾向的患者，术前 6 个月口服异维 A 酸，尽管在眼睑区域发生这种情况的可能性几乎为零，但那些抱有不切实际的期望且不配合的患者身上也不排除会发生。

然而，我们不应回避的是，在某些情况下，当下睑或上睑有特殊问题时，采用 CO_2 激光换肤术是唯一安全、可控、有效和可靠的治疗方法（图 3.8）。对于这些病例，必须在治疗前告知患者术后可能出现红斑、色素沉着和有长时间的停工期。

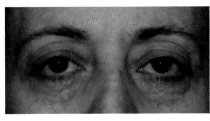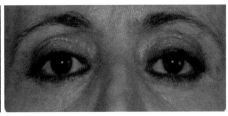

图 3.8　患者的双下睑有较多的汗管瘤形成，采用 CO_2 激光换肤术治疗（左图）。右图为术后 3 个月的照片。尽管皮肤色素改变的时间和停工期较长，但可见结果良好。患者的满意度高，缩减了愈合期

总之，在作者的大多数患者中，眶周区激光换肤术作为一种常规的方法已经被摒弃了，只限于某些特定的适应证中使用，它确实是非常有效的。相反，目前的常规方法是单缝线牵引技术，它能提供同等的，而且在大多数情况下更优良的结果，此外没有任何色素性并发症和长时间的停工期。

专家点评（杨军   上海交通大学医学院附属第九人民医院）

　　眼睑成形术的新理念之一就是尽量避免去除过多的肌肉、筋膜和脂肪组织。当然，我非常赞成作者的观点：不是不去，也不是多去，适度最好。作为现代医学至关重要的医疗技术之一，激光技术早已成为外科微创手术的重要手段。可以看出作者对激光的使用具有极其丰富的经验。目前研发应用的激光的确还不能将直接切皮造成的损伤及其引起的术后瘢痕增生降低到满意的水平，但是作为辅助系统，在剥离、止血、收缩组织等步骤上的确是非常有优势的。尤其是经结膜入路的溶脂、收缩眶隔、筋膜、眼轮匝肌等技术以及眼周皮肤年轻化光电技术，使得眼整形年轻化的技术水准上了一个台阶。当然这也提高了治疗成本和费用，此外，术者还需要有足够驾驭激光设备的技术和经验。

第 4 章　现代眼睑成形术的操作规程

4.1　激光应用的原则

在前一章中，作者已经列举了足够证据来说明激光在眼睑成形术中使用的争议、适应证、禁忌证和优缺点。

作者将个人观点总结如下，以便读者更容易地理解作者对该技术的观点。为了说明激光技术与传统技术相比在手术的特定环节中具有无与伦比的作用，并证明该技术在可控的热效应、低并发症发生率和医患满意度方面具有独特优势，是其他常规仪器或技术无法媲美的。

4.1.1　何处应用激光

在上睑成形术中

- 在眼轮匝肌热收缩时改善上睑术后皱褶效果。
- 剥离组织时无出血（尤其在切除脂肪时）。

在下睑成形术中

- 无出血、精确和安全的经结膜切口。
- 剥离和脂肪切除时无出血。
- 收缩眼轮匝肌后壁以改善眼睑皮肤纹理。

4.1.2　何时应用激光

在上、下睑成形术中

- 当外科医生有经验、熟悉并了解了激光对组织的作用，可安全有效地施行手术时。
- 当不适合用手术刀施行传统手术时；患者有多处皮肤病变、正在接受抗凝治疗或皮肤剥脱性治疗（图 3.8）。

- 当适合行经结膜入路时，因为它被证明是最适合的技术。

4.1.3　为何应用激光

在上、下睑成形术中

- 因为无血的手术平面可以使瘀斑、水肿的发生率最低并将停工期缩至最短（图 4.1）。
- 因为目标组织的收缩特性，以及热传导和组织损伤最小，并能提供良好的术后效果。

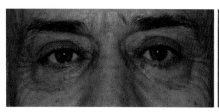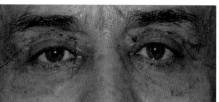

图 4.1　（左图）上、下睑成形术前。（右图）患者行经结膜入路下睑成形术术后 5 天。上、下睑的皮肤松弛有了明显改善。通过极少量的脂肪切除治疗其下睑的脂肪膨隆。在上、下睑采用散焦激光束收缩眼轮匝肌。可见上睑的缝线仍然存在，第 5 天拆除缝线。如图所示，术后第 5 天，患者未出现瘀斑、明显的水肿或其他术后体征

4.2　传统眼睑成形术与激光辅助眼睑成形术的技术对比

前面的章节中已经介绍了一些传统技术和激光辅助技术的优缺点。所有这些观点都来源于那些有机会在患者身上应用这两种技术的外科医生的经验和个人观察。

毫无疑问，与之前所述的传统方法相比，激光辅助技术的优势很多。

然而，对于患者来说，缩短停工期是否更好仍存在很多争议。

Biesman 等[1]开展了唯一一项前瞻性、多中心、双盲研究来评估这个问题。在激光辅助技术和传统技术方面都有经验的外科医生对患者一侧使用激光进行手术，另一侧使用手术刀进行手术。随机选择激光治疗侧，对患者进行单盲挑选。术后 1、2 周和 4 周对患者进行临床检查。通过对患者进行问卷调查，以及一位有经验的隐藏观察者进行照片评估，来进行结果的评定。结果显示，术后 2 周，在肿胀、变色或伤口外观方

面没有明显的差异。然而，由于术中有促进止血的作用，外科医生更倾向于用激光进行手术。

但是，其他作者 [2] 认为，激光辅助的经结膜入路下睑成形术是一种可以替代传统的经皮入路下睑成形术的完全有价值的方法，手术时间更短，出血更少，患者的不适更少，术后的停工期也更短。

作者认为，在美容整形手术中引入 CO_2 激光，并注意手术细节（即麻醉方案、术中对组织的考虑、术后护理等），其获得的术后效果与其细致的操作方法密切相关（即激光参数、组织接触高温的持续时间、精细的手术操作等）。作者在临床实践中已证实该技术无论是最终效果还是术后停工期，对我们的患者都是非常有益的 [3]。

4.3　上睑成形术的操作规程

4.3.1　术前标记、眼球保护和局部麻醉

术前标记是手术中非常重要的一部分。作者认为如果能细致且准确地执行这一步骤，获得完美的最终效果就成功了一半。术前标记需清晰、防水，因为术中的组织液、局部麻醉和医生的操作会使标记线变形。考虑到术中组织的水肿，可能导致剥离和切除不精确。术前标记应该在患者直立位时完成。

在上睑成形术中，关键点在于现有的上睑皱褶不应该被破坏，应该在术后进行恢复和定义。此皱褶位于女性睫毛线以上 8 ~ 9 mm 处，男性为 7 ~ 8 mm。切口的上部应位于眉下缘 10 mm 处，应时刻牢记，在女性患者中，多数情况下，眉毛的形状会因美容修饰而发生变化（毛发稀疏、脱毛、眉线改变、永久性文身等）。在这些情况下，切口的上部应该位于一个固定点，可嘱患者睁闭眼睛并通过评估眶缘和现有上睑皮肤的松弛度来判断正确的位置。上睑饱满度与皮肤剩余组织相关，通常应保证术后 19 ~ 20 mm 的垂直向眼睑高度。眼睑边缘与眉毛的距离决定了眼睑高度。

切口上线应该从内眦延伸至外眦。为了避免内眦处皱褶，我们在绘制时钝性向上转，外侧我们向内眦上方约 5 mm 处横向延长切口线，再向上转折。

外侧和内侧的切口上线转折是非常重要的。如果标记正确，外侧重睑线会使外眦区域向上抬升，内侧的重睑线将有助于避免内侧切口与内眦赘皮连接（患者会非常恼怒）（图 4.2）。

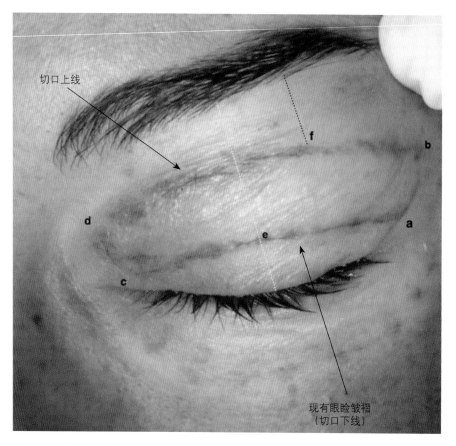

图4.2　图示为上睑的上、下切口（现有的眼睑皱褶）位置。黄线示上睑的垂直高度，红线示眼睑外侧缘水平处切口上线与眉毛的距离。这条线会根据眉毛形状和睫毛缘而发生变化，但大约为 10 mm（f 点）。a、b、c 和 d 点表示重睑线的位置。a 点是眼睑睁开时现有眼睑皱褶的终点，位于睫毛线上方约 6 mm 处。b 点位于外眦上方约 6 mm 处。c 点是眼睑睁开时现有眼睑皱褶的内侧端。d 点应该始终位于眼睑皮肤上，而不是在相邻的鼻部皮肤上，以避免内侧切口横褶导致的内眦赘皮。e 点示瞳孔中线水平处的眼睑皱褶

切口下线的开始标记点为 a、c、e 点，上线则从 f 点开始（图 4.3）。

随后将切口下线的三个点连接起来，形成与切口下线对应的眼睑皱褶。然后画一条与切口下线平行的弧线，并连接 b 点和 d 点，便完成了切口上线的标记（图 4.4）。

用眼盾保护眼球也是手术中非常重要的一步。作者从眼睑成形术最开始的阶段就采取眼球保护措施，以保护眼球免受意外伤害，那时激光尚

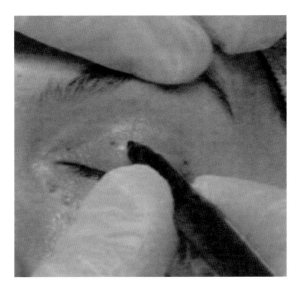

图 4.3　如上所述，沿着眼睑皱褶标记关键点 a、c 和 e 点

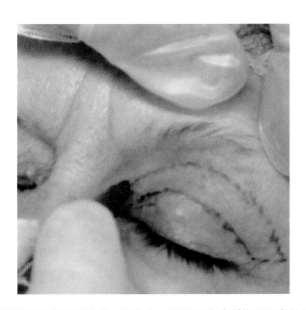

图 4.4　上睑标记的最终呈现效果。注意上、下切口线分别位于现有的眼睑皱褶和眉毛下方 10 mm 处。重睑线 ab 和 cd 如图 4.2 所示

未应用。在激光眼睑成形术中，这是非常重要的一个步骤，因为激光束可能会对角膜产生不可逆的意外损伤。在将眼盾插入眼眶之前用眼药膏润滑（图 4.5）。

然后用麻醉药对上睑皮肤进行浸润麻醉。在局部浸润麻醉之前，麻醉师可对患者实施镇静和给予围术期抗生素。

作者用 15 ml 2% 利多卡因溶液、5 ml 0.25% 盐酸布比卡因和 1 ml 肾上腺素加入 250 ml 生理盐水中配制成麻醉溶液。

在皮下进行浸润麻醉，避免穿刺到睑缘血管弓（图 1.3）和深部组织，以最大限度地减少血肿和淤青的风险。此外，皮下注射麻醉剂可产生简单和安全的水分离作用。麻醉液在切开前必须保持 7 ~ 10 min，以充分收缩血管。作者一般使用单次穿刺技术进行浸润麻醉，以最大限度地减少睑缘血管弓的损伤和淤青及血肿的风险（图 4.6）。

提示

　　当标记时，应注意现有的双上睑皱褶之间可能存在不对称。在这种情况下，应标记从每侧眼睑去除不同量的皮肤和（或）肌肉，以达到术后对称。

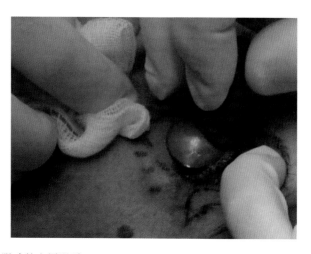

图 4.5　保护眼球的金属眼盾

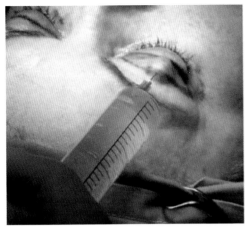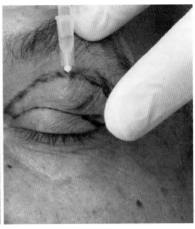

图 4.6　（左图）采用单次穿刺技术行浸润麻醉，避免穿刺到睑缘血管弓。（右图）注射时可用手指轻轻按压麻药团块，以均匀分散到组织中。浸润平面位于皮下和眼轮匝肌上方

4.3.2　切开与剥离

浸润麻醉后，留出足够的时间以使血管收缩，在事先画好的标记线上用刀片仅切开皮肤层。

然后将皮瓣剥离并用剪刀从外眦向内眦切开。从 b 点处开始（图 4.2）用刀片进行剥离，因为此处较容易剥离。在掀起这部分皮瓣后可使用剪刀（图 4.7 和图 4.8）。

在外眦区域的皮肤剥离处，应注意避免损伤睑外侧动脉分支和睑缘弓。通常情况下，在切口下线与外侧重睑线交界处可进行轻柔的钝性灼烧以确切止血。

4.3.3　眶隔脂肪和眼轮匝肌的处理

当皮瓣被切除时，下方的眼轮匝肌就在手术平面显露出来。

如果要去除上睑眶隔脂肪，在眼球上轻微施加压力，我们就能看到眶隔脂肪的位置，然后我们采用激光做一个温和、精准、无出血的切口。这个切口包括眼轮匝肌和眶隔膜，应该在皮肤切口的上方做切口，以免损伤提肌腱膜，其位于眼睑皱褶切口下方的眼轮匝肌后部。

应注意避免过度切除脂肪垫，随着时间的推移，这样会造成眼睛凹陷

图 4.7　可使用刀片在外眦区域掀起皮瓣，该处较容易剥离

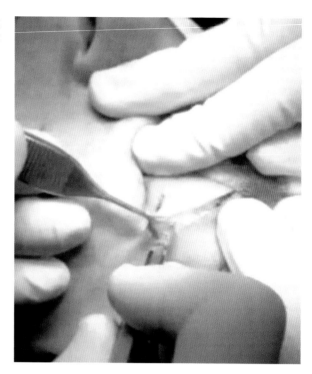

图 4.8　用剪刀剥离和切除皮瓣

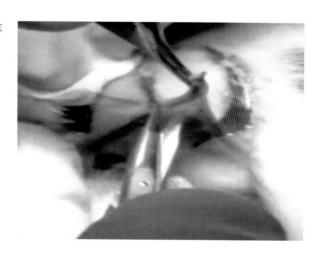

和不自然的外观。激光在切口处产生高温，所以无须像传统技术那样用钳夹脂肪的方式去除。然而，作者建议切口处的血管最好采用电凝烧灼，因为在一定直径范围内，激光的热传导不足以凝结血管，会发生出血。通常，直径大于 1 mm 的血管建议烧灼以避免出血风险。

上睑中央脂肪垫也称为腱膜前脂肪，由于纤维组织的含量较低而呈黄

色（图 4.9），而内侧脂肪垫由于纤维组织含量增加呈白色。与内侧脂肪垫相比，中央脂肪垫的血管化程度较低，可作为下方提肌和提肌腱膜的标志。它被一个结缔组织囊包裹着，激光手具的头端很容易将其钝性剥离。

如有需要，上睑内侧（鼻侧）脂肪垫是实现正确剥离和去除的棘手点（图 4.10）。在解剖上，它可以通过薄弱的眶隔疝出来定位，通过向内挤压眼球也很容易识别。采用温和的激光切开眶隔可将脂肪通过切口挤出。脂肪呈白色，有非常明显的来源于睑内侧动脉弓的血管。需确保在移除之前将血管凝结，以避免出血。如果脂肪垫的残端回缩到其解剖位置，可能非常难以控制。

图 4.9　上睑中央脂肪垫呈黄色，是下方提肌和提肌腱膜的标志。用激光手具的头端破坏其周围的结缔组织包膜，显露脂肪。肌肉和眶隔的切口位于皮肤切口的上方，以避免损伤提肌腱膜

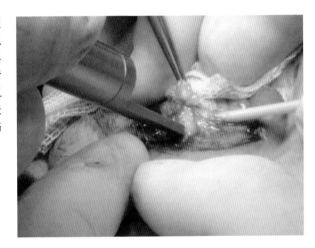

图 4.10　上睑内侧脂肪垫。注意与图 4.9 的中央脂肪垫比较，内侧脂肪垫颜色更白。眶隔切口位于皮肤切口的上方，以避免损伤提肌腱膜，腱膜在皮肤切口下方的眼轮匝肌后部

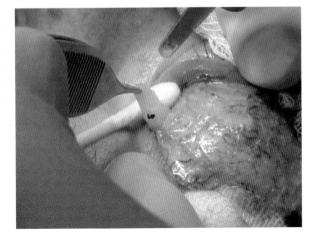

回忆我们术后的最终结果，我们会发现手术的重要目的是上睑的"饱满"而不是"厚度"。术中患者处于仰卧位，我们必须考虑到包括眶隔脂肪在内的整个眼眶内容物的重力作用这一重要的影响因素。这种作用会造成术中脂肪突出的错误印象，其必须被作为一个非常重要的因素来考量，以计算正确的脂肪去除量，在脂肪去除之前可以通过温和但适当的眼球按压来解决此问题。通常情况下，外科医生会试图避免过度切除脂肪，尤其是在上睑脂肪含量过多的患者中，会进行非常保守的切除，这就低估了这种作用。因此，在这些情况下脂肪去除不足会导致术后残留脂肪，这一并发症在上睑内侧脂肪垫中更常见，让患者非常苦恼。

提示

随着眼睑成形术例数的增多和经验的不断积累，术后脂肪残余这一并发症将会减少。对于年轻和经验较少的外科医生，在患者直立位时，对脂肪垫轻柔施压后进行准确的术前评估和标记，将会解决这个经常出现的问题。术前标记应界定脂肪垫的突出部分，这一操作可以采用作者在早期实践中使用过的一个技巧来模拟术中情况。

用剪刀切开皮肤标记处，切除脂肪垫膨出位置的皮瓣，在做眶隔切口前，将该皮片放置在轻压眼球后产生的眶隔凸起上。这将模拟术前的操作，并提供更精确的脂肪去除。

去除脂肪后，需要对上睑眼轮匝肌眶隔前部分进行处理。

如图 4.11 所示，目前，肌肉条状切除术仅在非常特殊的情况下才会采用，因为散焦激光束收缩肌肉几乎完全取代了肌肉条状切除的方法。

采用 CO_2 激光切割模式。在连续模式下，用于切割的功率通常为 $7 \sim 8$ W。激光手具放置在距离上睑手术平面 $10 \sim 15$ cm 的位置，采用轻柔的操作手法使肌肉自然收缩。效果确实令人印象深刻和精准。开放性伤口明显收缩，上、下切口线距离更近。在医生注意到对组织没有更进一步的收缩作用后，停止操作；否则，肌肉过度加热会导致焦化。这种肌肉可控的瘢痕形成已被证明是一种很好的手术，可以在术后提供眼睑皱褶的精准定位（图 4.12）。

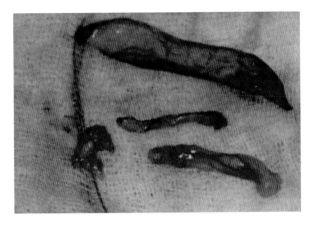

图 4.11　上睑成形术中切除皮瓣、眼轮匝肌肌肉条、中央和内侧脂肪垫。目前的眼轮匝肌条状切除术仅限于非常特殊的病例，如有过度的肌肉松弛和皱褶。激光收缩需要肌肉长时间暴露于激光束，有可能导致焦化和过度凝固及坏死

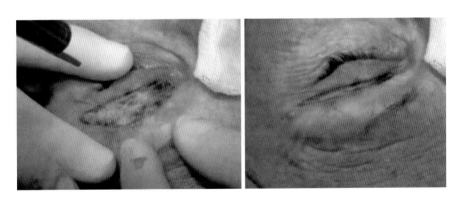

图 4.12　眼轮匝肌与 CO_2 散焦激光束的距离为 10 ~ 15 cm（左图）。注意收缩后的伤口边缘和上睑皱褶的位置相近（右图）

4.3.4　切口闭合与包扎

上睑成形术的最后一步是切口闭合与包扎。文献报道了几种不同的缝合技术和打结方法。

在临床实践中，作者使用两种不同的 Prolene 线，即 5/0 和 6/0 线用于切口闭合。皮肤外侧切口至外眦区域用 6/0 线间断缝合。第一个结大约

在切口下线的 a 点处（图 4.2），通过想象垂直于眉毛的直线来确定。这个结也可起到提升眼睑切口下部的作用。随后向外眦行间断缝合，直到切口线完全对合。

在其余切口的缝合过程中，从内眦区域开始用 5/0 线进行皮下缝合，并与上面描述的第一个间断缝合的点相连（图 4.13）。

另一种方法是，用同样的 6/0 线连续缝合其余的切口，用非常小的针穿刺皮肤（图 4.14）。

上睑切口的精细缝合是一个非常重要的手术步骤，但是有些外科医生却忽略了这一步骤。不明显的切口线在上睑成形术中是不可或缺的，如果切口可见或错位，患者就会非常恼怒。眼睑包扎仅需要沿缝合线用无菌胶布固定。术后 5 天拆除缝线（图 4.15）。

图 4.13 间断缝合外侧切口到外眦区域，皮下缝合其余切口

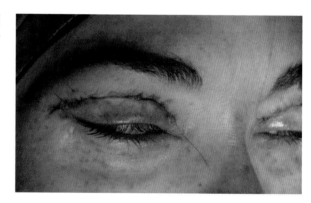

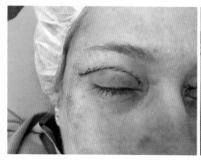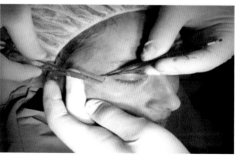

图 4.14 上睑切口线采用连续缝合（左图），切口的外侧部分采用间断缝合（右图）

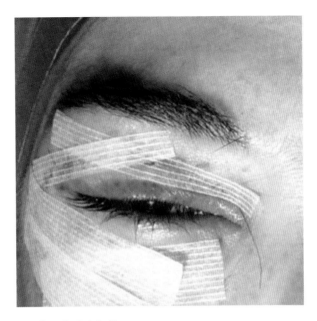

图 4.15　眼睑成形术后的眼睑包扎

专家点评（杨军　上海交通大学医学院附属第九人民医院）

　　在上睑成形术中，东西方人种存在明显差异：东方人有着较厚的皮肤、眼轮匝肌、眶隔前筋膜脂肪层、眶隔内脂肪，以及肥厚、下坠甚至覆盖部分睑板的眶隔返折结构，提肌腱膜发向皮肤的分支细小、薄弱甚至被完全阻断。因此，很难像西方人那样天生就形成 7～9 mm 宽而且深的重睑褶皱。所以东方人的上睑成形术除了去除多余皮肤外，更要仔细处理肥厚的肌肉、筋膜、脂肪等组织，并通过各种手段建立上睑提肌腱膜与睑板、皮肤之间的粘连。激光技术可以大大降低完成这些步骤的创伤和提高局部组织收缩、粘连的效率及稳定性，但三者之间的内、外精细固定是必不可少的。针对激光设备的价格成本、使用门槛等问题，目前医疗整形市场上带有精细针型刀头的高频电刀也可以成为整形外科医生的良好选择。

4.4　下睑成形术的操作规程

4.4.1　经结膜切口和剥离

可以通过两种不同的方法来通过经结膜入路接近下睑眶隔脂肪，即眶隔前方法和眶隔后方法（图 4.16）。眶隔后方法是应用最普遍、最安全和更快捷的方法。这种方法通过结膜、下睑缩肌和睑囊筋膜切口进入眶隔脂肪。皮肤、眼轮匝肌和下睑隔膜保持完整，最大限度地减少了术后眼睑退缩的风险。

作者发现，在切除下睑脂肪的过程中，眶隔后入路的方法更有效且比眶隔前入路要容易得多。不同之处在于，与眶隔前入路相比，眶隔后入路对脂肪进行重新定位是不可能实现的，但这并不能使它优于眶隔后入路方法。

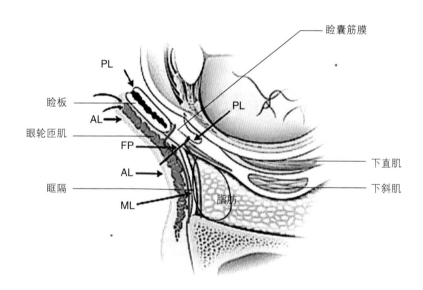

图 4.16　眶隔前和眶隔后入路切口的位置（红线）。图示为下斜肌及其与睑囊筋膜的解剖毗邻关系。内侧脂肪垫前部的剥离（大约是灰色圆圈表示的部分）可以使下斜肌损伤的风险最小。AL 是前层，PL 是后层。FP 是下睑缩肌和眶隔的融合点。ML 是中层。FP 对于术中眶隔前或眶隔后入路切口位置的选取是非常重要的（改编自：Master Techniques in Blepharoplasty and Periorbital Rejuvenation, Surgical Anatomy of the Forehead, Eyelids, and Midface for the Aesthetic Surgeon Authors: Kevin S. Tan, Sang-Rog Oh, Ayelet Priel, Bobby S. Korn, Don O. Kikkawa, with permission of Springer）

　　眶隔后入路是在下结膜血管水平下方、下睑缘下 4～5 mm 处做切口（图 4.17）。

　　经结膜去除脂肪有两种选择。许多外科医生倾向于在结膜上分别做两个切口：一个在内侧脂肪垫上，另一个在中央和外侧脂肪垫上。作者发现这种方法很有用，而且组织损伤较少；然而，单独的连续结膜切口在术中提供了更好的术野暴露，而且还可以使用散焦激光束收缩眼轮匝肌并显露眼轮匝肌后壁，以矫正眼睑的皮肤纹理（图 4.18）。一些作者报告说，在单独结膜切口的脂肪切除过程中，下斜肌损伤的风险是最小的。

　　作者认为，单个连续结膜切口不会显著增加这种风险，前提是已经熟知该区域的解剖结构。如果不了解解剖结构，在多个切口间的完整结膜小桥就不能起到保护组织的作用。

　　下斜肌将中央和内侧脂肪垫分隔开，并浅表附着于睑囊筋膜的弓状扩张部上，其将中央和外侧脂肪垫分隔开。因此，为了避免下斜肌的损伤（起始于鼻泪管口的外侧，是眶隔脂肪的后面部分），在内侧脂肪垫的剥离

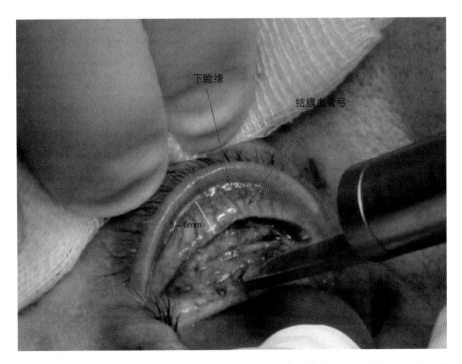

图 4.17　经结膜入路激光切口。图示为下睑缘和结膜血管弓。切口位置在睑板下缘 4～5 mm 处

过程中应该更加谨慎，因为其难以识别、更加纤维化、较少脱垂。然而如有需要，了解了解剖结构并只去除内侧脂肪垫的前部，下斜肌损伤的风险将会被最小化，因为该脂肪垫只是在前方的一个单独的脂肪团块，而去除下斜肌起始部分以外后部的脂肪垫，才可能发生损伤（图 4.19）。

经结膜入路下睑成形术最初是下睑皮肤轻度松弛患者的理想手术方法。这与患者的年龄并无直接关系，但与患者的眶周衰老程度有关，这是因人而异的，也依赖于一些外在因素（光损害、环境条件、生活习惯、情绪状况等）和（或）内在因素（DNA、遗传等）。

我们发现，在许多较年轻的患者中，下睑皮肤松弛和纹理变差比老年患者更严重；而与此相反的是，年龄较大的患者更应该出现皮肤松弛、皮肤纹理老化等症状。

随着激光紧缩眼轮匝肌后表面技术的出现，过去的下睑激光换肤术以及现如今单缝线牵引技术的应用，经结膜入路下睑成形术的适应证范围已经扩展到几乎所有类型的下睑皮肤老化中（图 4.20）。

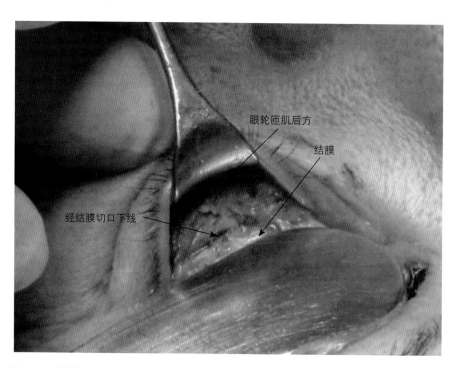

图 4.18　眼轮匝肌后方在行单个连续切口后就被充分显露出来，可以方便地使用激光散焦光束进行收缩。图示为经结膜切口下线和结膜。金属板用来保护眼球、结膜和周围的解剖结构

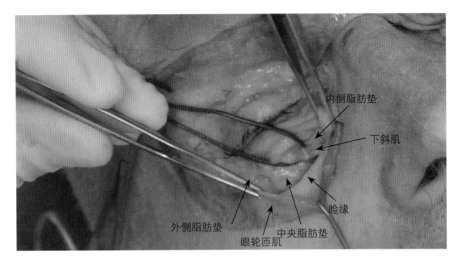

图 4.19　尸体解剖显示下斜肌和周围结构，以红色橡胶标记外侧、中央和内侧脂肪垫及其与肌肉的关系

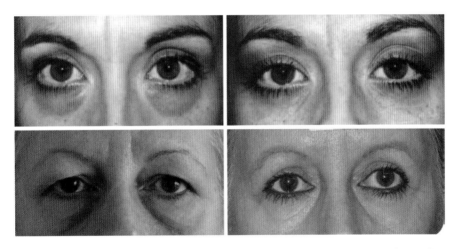

图 4.20　上图为一位年轻患者术前和术后对比照片，其接受了经结膜入路眼睑成形术，只做了脂肪切除。下睑皮肤纹理受老化影响最小。下图为一位老年患者的术前和术后对比照片，其上、下睑皮肤过度松弛并有脂肪膨出，采用经结膜入路上、下睑成形术联合眼轮匝肌激光收紧和单缝线牵引技术

4.4.2　眶隔脂肪和眼轮匝肌的处理

经结膜入路手术中不需要对下睑皮肤进行标记。作者发现，在眼袋的下半部分和眶缘皮肤上形成的虚线标记，有助于术中评估要去除的脂肪量。这条线在患者站立位时非常明显，在术中仰卧时则不太明显。在手术过程中，对站立姿势的模拟提供了一种估算脂肪的方法（图 4.21）。

局部浸润麻醉　患者在手术台上仰卧位平躺，注射与上睑成形术相同的局麻溶液行局部浸润麻醉。

用金属板保护眼球，注射器针头通过结膜穿刺入下睑缩肌和眶隔脂肪内的睑囊筋膜中。在开始穿刺时，针头遇到轻微阻力后进入深部组织中，针头阻力减轻，提示正确插入脂肪垫中。在该平面轻柔地浸润注射麻醉溶液。3～5 ml 溶液足以麻醉整个手术平面。应注意不要将麻醉液渗透至结

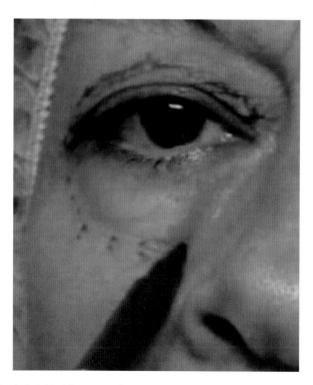

图 4.21　标记由脂肪垫下部和下睑缘形成的线

膜中，因为这会导致球结膜水肿，这会让患者特别困扰，可能需要很长时间才能恢复。迅速回撤针头，以避免意外损伤结膜，并对浸润区域进行按摩，使浸润溶液停留至少 7 min 以尽可能收缩血管（图 4.22 ~ 4.24）。

然后在睑板下缘下方 4 ~ 5 mm 处用 CO_2 激光做结膜切口。激光束应以新月形方向稳定地平行于睑板下缘，激光手具轻轻地迅速移动，确保每次通过时的切口深度相同和热传导最小。根据激光功率设置（6 ~ 8 W，连续模式），3 ~ 4 次切割足以到达脂肪区。然后用激光切割脂肪垫包膜，使脂肪在手术平面中膨出。金属保护板在眼球上施加的压力或多或少会造成脂肪脱垂。在脂肪去除之前，无论是用透热法还是用激光散焦束，需要对明显可见的脂肪血管进行凝固。

然后用镊子轻轻拉出脂肪，移至眼睑牵开器上，以保护激光束下方的组织；用激光切割并切除少部分脂肪，注意随时检查下睑脂肪垫的突出情况来控制切除量，反复按压眼球以避免过度切除（图 4.25）。

当脂肪切除完成时，通过用手指重新抚平下睑皮肤，重新定位眼袋内的残留脂肪，并轻轻推动眼球以模拟患者的直立姿势来进行最终检查。

如果检查满意，我们继续下一步，用激光收缩眼轮匝肌后壁。

这一治疗手段已于 2000 年由 Seckel 等发表[4]，并联合下睑激光换肤术来解决下睑皮肤纹理问题。我们从 1999 年开始在下睑成形术患者中应用激光换肤术[5]。从 2002 年开始，我们观察了接受下睑激光换肤术患者的术后过程，我们改用单缝线牵引技术而不是激光换肤紧缩皮肤。我们在

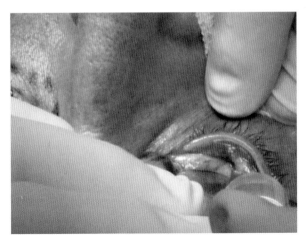

图 4.22　针头穿刺入结膜行局部浸润麻醉。注意在开始穿刺时会遇到一定的阻力，因为在进入眶隔脂肪之前，有黏附的下睑缩肌和睑囊筋膜

图 4.23　针头穿刺入结膜、下睑缩肌和睑囊筋膜进入脂肪垫，初始阻力减小。在该平面轻柔地浸润注射 3~5 ml 麻醉溶液

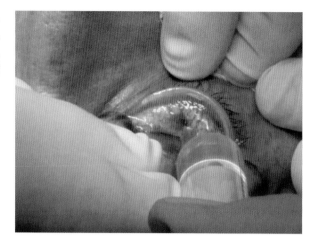

图 4.24　对浸润的下睑进行轻柔的按摩，切开前至少保留 7 min，以尽可能收缩血管

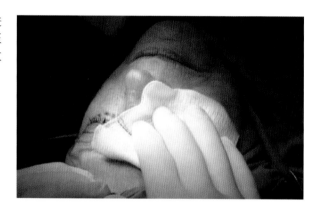

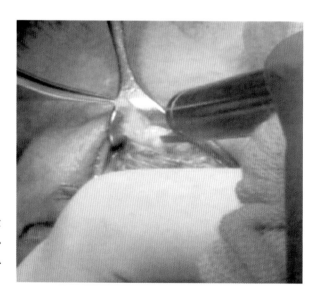

图 4.25　从脂肪垫中显露脂肪并用激光修剪。应小心切除少部分脂肪以避免过度切除

2007 年发表了我们的研究结果，我们认为激光换肤的色素沉着并发症和停工期延长是导致我们放弃它作为常规方法的重要原因。从那以后，我们通过经结膜切口 CO_2 激光收紧眼轮匝肌的后表面，再结合单缝线牵引技术牵拉下睑皮肤，替代了激光换肤[6]。

眼轮匝肌在解剖学上与下睑皮肤存在密切关系，对肌肉的紧缩或再生的任何效应也反映在皮肤上。因此，用激光将肌肉的后表面收紧，下睑的上覆皮肤也会再生，并结合外眦韧带下外侧支持带的牵拉作用，采用单缝线牵引技术可最终实现下睑皮肤年轻化的效果。关于这项技术的更多细节将在第 5 章介绍。

肌肉的收缩是用 CO_2 激光散焦光束模式以上睑成形术相同的方式进行的。使用下睑牵开器，显露肌肉的后面。用金属板保护眼球和周围组织，并以喷涂模式从 5 ~ 10 cm 的距离用激光照射肌肉。可见收缩明显并持续直到不再观察到收缩时停止（图 4.26）。

在经皮（开放）眼睑成形术中也采用相同的步骤，将散焦光束应用于提起的肌皮瓣上的眼轮匝肌后面。在这种情况下，肌肉的收缩会使去除的皮肤量较少并降低术后相关并发症的风险（图 4.27）。

眼睑成形术对患者和外科医生来说都是非常有益的手术。医生都会力求获得最佳的结果和尽可能少的瘢痕，以及最少的患者不适、并发症和停工期。

过去，CO_2 激光的使用提供了一些独特的优势：相对无血的手术视野和激光换肤术。

然而，由于激光可穿透更深在的皮肤，随之而来的是长期红斑、可能的色素改变、粘连（图 4.28）甚至是色素沉着，这让患者非常沮丧。在深色皮肤类型（Fitzpatrick Ⅲ 型及以上）中，这种副作用的发生率可能更高。

下外侧支持带折叠技术（单缝线牵引）联合散焦激光束收缩眼轮匝肌后壁，无须采用激光换肤术（皮肤收缩），即可实现下睑收紧（皮肤牵引）以及类似或更好的效果。此外，还可预防今后发生下睑退缩、巩膜显露或松弛（见第 5 章）。

作者认为，在下睑皮肤收紧方面，这两种方法所取得的效果是相类似的，但皮肤牵引法是一种简单易行的技术，患者无停工期。采用这种方法，患者的满意率非常高。在皮肤牵引组中，恢复到日常活动的时间要比激光换肤组需要的时间短得多。造成这种差异的主要原因是再上皮化周期

图 4.26 用散焦的激光束收紧眼轮匝肌后表面

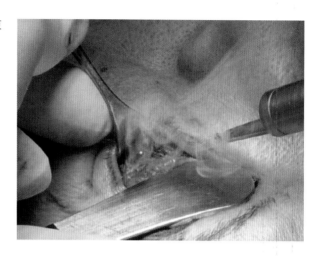

图 4.27 在开放性下睑成形术中应用散焦激光束收紧眼轮匝肌

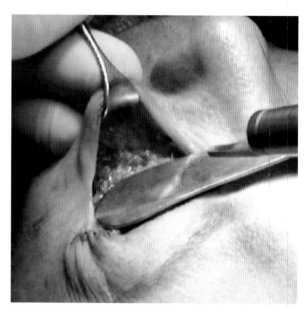

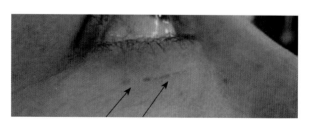

图 4.28 患者在其他机构接受激光换肤术后出现下睑皮肤粘连（箭头）。这是由于水肿导致术后真皮折叠的结果，其中两个创伤表面重叠的部分在愈合过程和再上皮化过程中产生粘连

（持续 5 ~ 7 天）和长时间的红斑或色素沉着（偶尔会持续 4 ~ 6 周），这些情况都需要化妆遮盖。施行单缝线牵引技术后，外眦区域实现年轻化的效果，巩膜显露的现象减少，大大提高了患者的满意度。

作者注意到，这种综合性的眼睑成形术（包括前面所述的改良和附加技术）的结果是非常令人满意的，效果持久而自然。作者尝试尽量减少副作用和患者的停工期，因此患者的满意度很高（图 4.29）。

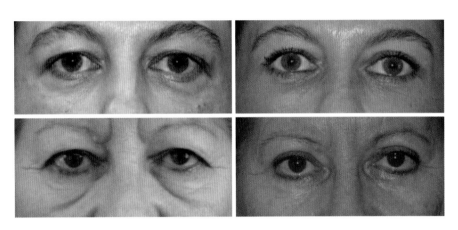

图 4.29　经结膜入路上、下睑成形术的长期效果。两名患者均接受眼轮匝肌激光收缩和单缝线牵引技术。图示分别是患者 6 年和 7 年后的效果图

4.5　手术细节和操作技巧

在完成详细的患者病史采集、临床评估、决策过程和拍摄术前照片的基础上，为了便于阅读，作者在两份表格中分别总结了上、下睑成形术的手术技巧。有关每个细节或技巧的详细内容请参阅本书的相关章节（表 4.1 和表 4.2）。

表 4.1　上睑成形术

标记 - 保护	在站立位标记患者的切口线。标记是非常重要的。使用适当的标记笔进行标记。在手术过程中做好可见标记后，重新标记眼睑切口线。在麻醉剂注射之前用金属眼盾保护眼球
局部浸润麻醉	使用单针穿刺浸润技术以避免出血和术后淤青。浸润注射入皮下平面进行水分离。按摩并等待 7 min 以尽可能收缩血管
切口	使用刀片做皮肤切口，而不是激光或其他设备
剥离	使用刀片和剪刀进行皮瓣剥离、提起和切除，而不是激光。使用激光进行余下的操作
眶隔脂肪	使用激光进行眶隔脂肪手术。在切口的上部切开肌肉和隔膜以避免提肌和提肌腱膜损伤。保守地切除脂肪。内侧脂肪垫要仔细处理以避免切除过度或切除不足。实现眼睑的饱满但不厚重
眼轮匝肌	用散焦激光束收缩眼轮匝肌的后表面作为剥离的最后一步，以实现上睑皱褶的定位
缝合	6/0 不可吸收线缝合颞侧切口，5/0 线皮下或 6/0 线连续缝合其余部分
包扎和术后护理	在术区使用无菌胶带； 术后 48 h 之内冰敷； 给予抗生素 / 抗炎滴剂治疗 4 天； 如有必要，可使用人工泪液 1 周； 术后第 2 天观察患者，第 5 天拆除缝线； 如果没有其他要求，则在术后 1、3、6 个月随访患者并拍摄照片

表 4.2　下睑成形术

标记	在皮肤上标记由眼袋下缘和眶缘形成的弧线
局部浸润麻醉	经结膜注射 3 ~ 5 ml 麻醉溶液，并等待 7 min
切口	采用激光对单个连续结膜切口进行快速和精确的切割，切割 3 ~ 4 次到达脂肪区
剥离	无须剥离特定组织
眶隔脂肪	切除少量眶隔脂肪，并不断评估脂肪的剩余量； 特别要注意内侧脂肪垫（颜色更白、更纤维化、难以辨认）以免意外损伤下斜肌； 在脂肪切除的每一步都要确切凝固血管
眼轮匝肌	用激光散焦束收紧眼轮匝肌的后表面
单缝线牵引技术	作为手术的最后一步，在完成脂肪切除和眼轮匝肌收缩之后，通过上睑成形术切口进行单缝线牵引技术操作

包扎和术后护理	无须缝合； 在下睑适当按压并采用无菌胶带包扎； 术后用冰袋冰敷； 给予抗生素 / 抗炎滴剂治疗 4 天； 如有需要，使用人工泪液 1 周； 指导患者避免任何原因引起的下睑向下牵拉，使用冰袋冰敷 48 h； 在术后第 2 天和第 5 天观察患者； 如果没有其他要求，则在术后 1、3、6 个月随访患者并拍摄照片

专家点评（杨军　上海交通大学医学院附属第九人民医院）

　　针对下睑袋的年轻化手术主要分为结膜入路和皮肤入路，以往都有比较明确的适应证。光电技术对于皮肤紧致的求美者可以大大减少结膜入路后经典去脂步骤的出血、创伤、水肿和深部组织瘢痕，从而大大降低了恢复时间，减少了停工期。光电技术还能适度地收紧眶隔、肌肉甚至是皮肤，对于内外入路交界状态的求美者（皮肤、肌肉略微松弛却未达到皮肤入路指征），可以在一定程度上减少经皮入路的使用，避免其带来的瘢痕。在皮肤入路的手术中，光电技术辅助了去脂和收紧肌肉、眶隔的步骤，将创伤尽量降低。对于有泪槽畸形的案例，配合眶隔前置、眶脂释放，使得下睑年轻化手术变得越来越微创、精细和精致，同时也大大降低了睑退缩、外翻、凹陷等并发症的发生。

参考文献

1. Biesman BS, Buerger DE, Yeatts RP, Flaherty P. Presented at: the meeting of the American Society of Ophthalmic Plastic and Reconstructive Surgery, October, 2000.
2. Brychta P, Franců M, Koupil J, Ludikovský K. Our experience with transconjunctival, laser-assisted lower blepharoplasty. Acta Chir Plast. 2000; 42(4):118–23.
3. Kontoes PP, Lambrinaki N, Vlachos SP. Laser-assisted blepharoplasty and inferior lateral retinaculum plication: skin contraction versus skin traction. Aesthetic Plast Surg. 2007; 31(5):579–85.
4. Seckel BR, Kovanda CJ, Cetrulo CL, Passmore AK, Meneses PG, White T. Laser blepharoplasty with transconjunctival orbicularis muscle/septum tightening and periocular skin resurfacing: a safe and advantageous technique. Plast Reconstr Surg. 2000; 106(5):1127–1141; discussion 1142–5.
5. Kontoes P. Combined laser and aesthetic surgery techniques for the rejuvenation of the facial area. Hellenic Plast Surg. 2001; 1:31–42.

6. Kontoes PP, Lambrinaki N, Vlachos SP. Laser-assisted blepharoplasty and inferior lateral retinaculum plication: skin contraction versus skin traction. Aesthetic Plast Surg. 2007; 31(5):579–85.

第 5 章　单缝线牵引技术

　　眦固定术并不是什么新技术。与眦成形术相比，它是一种微创手术，它的设计目的是通过手术缝合来加强现有的眦肌腱和周围结构，而不会将其从正常的附件中移除。它被广泛用于重建和美容手术中。可以通过上、下睑皮肤切口或一个小的单独切口到达眦韧带[1-3]。

　　在我们的手术病例中，除了上睑切口外，不需要额外切口，并且既往的研究增加了下睑在不同方向悬吊的适用范围，使得与眼轮匝肌收缩相结合的这种牵引将改善下睑的外观效果和皮肤纹理（图 5.1）。

　　因为对组织剥离很小，所以避免了局部出血、瘀斑和水肿。不需要在眶缘区域的外侧韧带进行其他操作。采用持久的缝合来确保将外眦韧带固定于外侧眶缘骨膜。外眦韧带的上外侧运动收紧下睑皮肤（皮肤牵引），其与激光换肤术（皮肤收缩）的方式不同且效果更出色。

5.1　外眦韧带的解剖

　　外眦韧带又称外眦腱，外眦韧带由上睑板的上支和下睑板的下支交汇而成（图 5.2）。外眦韧带的上、下支在睑板的外侧缘融合后并入外侧支持带，是嵌入到外侧眼眶 Whitnall 结节上的几个解剖结构的融合点。该结节位于外侧眶缘后 2~4 mm、颧额缝下方 10~12 mm 的外侧连合水平。外侧支持带由提肌腱膜外侧角的纤维、Lockwood 韧带、外直肌韧带、泪腺悬韧带的纤维和睑板前眼轮匝肌的一些深层纤维组成。在外侧支持带和前方眶膈的间隙中，有时会发现一个小的脂肪垫即 Eisler 袋[4]。

　　外眦的位置比内眦高出约 2 mm。

　　外眦韧带是临床上重要的解剖结构。眦韧带的下支用于眦固定术，通过折叠和锚定在眶缘骨膜上。

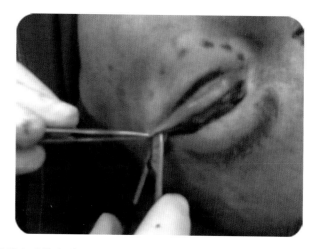

图 5.1　单缝线牵引技术采用上睑成形术切口。在眼轮匝肌平面进行钝性剥离，韧带下支附着于睑板上

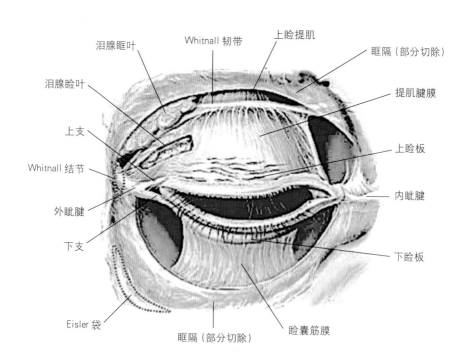

图 5.2　外眦腱和相关结构解剖

5.2 手术方法

单缝线牵引技术是在患者接受上、下睑成形术时最后一步施行。在许多案例中，这种技术也适用于仅需行上睑或下睑成形术的患者。在上睑成形术患者中，现有的上睑成形术切口接近于外眦韧带下支。在需要进行这一操作的下睑成形术患者中，需要在外眦上方的上睑皱褶的外侧部分做一个额外的小切口。通过这个切口，并且在肌肉平面下，穿过外眦韧带下支的隧道将用于识别该解剖结构。切口长度不应超过 1 cm，需仔细置于上睑皱褶中，以避免术后瘢痕明显（图 5.3）。

单缝线牵引技术也可应用于下睑的开放式（经皮）眼睑成形术，其手术过程与经结膜入路方法相同（图 5.4）。

该技术采用钝剪剥离并在眼轮匝肌下方形成隧道，位于上睑成形术切口颞部。应注意避免睑外侧动脉及其位于此处的血管弓近端的血管出血。虽然难以避免刺穿血管分支，但是当穿透肌肉时，剪刀朝着向上的方向可以使这种风险最小化。在出血的情况下，该区域的钳夹止血足以阻止出血（图 5.5）。

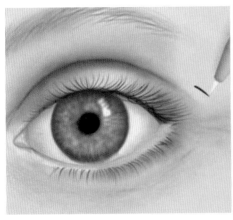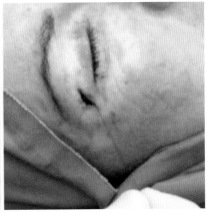

图 5.3 对于仅需要做经结膜入路下睑成形术的患者，可在外眦上方、上睑皱褶的外侧部分做长度为 1 cm 的小切口，以施行单缝线牵引技术。（左图）切口示意图；（右图）在切口处用 6/0 不可吸收缝线穿过外眦韧带下支

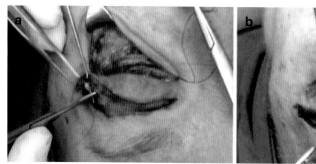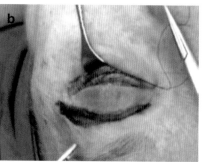

图 5.4 经皮下睑成形术。通过上睑成形术切口应用单缝线牵引技术的术中视图。（a）识别外眦韧带的下支。6/0 Prolene 线穿过。（b）在骨膜上缝合固定并打结

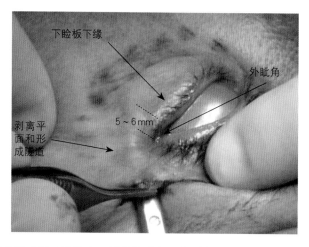

图 5.5 剪刀从肌肉开口处进入，朝着外眦角下方剥离至睑板下缘 5~6 mm 处，形成穿过外眦韧带下支的隧道

　　然后将剪刀从肌肉开口处进入，朝着上、下睑汇合处的外眦角轻轻剥离至下睑板下缘 5~6 mm 处，平行于下睑皮肤（图 5.1 和图 5.6）。

　　一旦隧道剥离完成，肌肉的入口点用剪刀轻轻扩大，以方便器械进入。

　　肌肉开口处用单爪拉钩拉开，并将齿镊插入解剖平面中，朝向外眦角方向，保持镊子头端闭合。当镊子到达外眦角下方时，头端打开。由于这是一个盲视的操作，识别和抓取外眦韧带下支时操作要轻柔，以避免这种

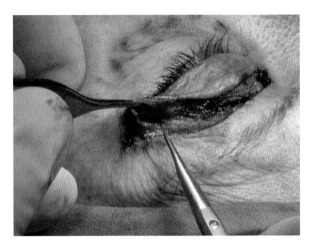

图 5.6　眼轮匝肌已经在上睑切口外侧部分打开，隧道已经建立。肌肉的入口点用剪刀轻轻扩大，以方便器械进入

结缔组织的纤维解剖结构被严重损伤。在通过咬合镊子头端夹取下支后，轻柔地牵引来确定是否将正确的解剖结构拉出。在这种情况下，向上和横向的拉力将使下睑朝相同方向移动。相反，外眦角的整体移动表明韧带的上、下支都被镊子夹住。该操作可以重复尝试。

　　作者发现这种操作是不可预测的。有时作者只尝试一次就可以抓取到下支，有时需要重复 3～4 次。这与正确的剥离方式和隧道的搭建有直接关系，也有助于减少组织的不适感和加速操作（图 5.7）。

　　术者用惯用手握住镊子，辨认出外眦韧带的下支并从隧道拉出。当确认后，缓慢地向外拉，非惯用手握住另一个细齿镊一起夹住下支。外眦韧带的下支从解剖学上看起来就像一个白色的果冻成分，很有韧性，要注意不要用镊子过度拉扯或挤压损伤它。

　　用镊子夹住可见的下支，让护士将持针器递到术者的惯用手，使用不可吸收 6/0 缝线穿过下支充分钩挂，下支此时在缝合线内，即向所需矢量线上折叠（图 5.8a～d 和图 5.9a, b）。

　　在将缝线固定在眶缘骨膜之前，通过平缓移动来对缝线的握持能力进行最终检查，以决定牵引矢量。该矢量取决于下睑术前评估和皮肤量及睑板的松弛程度。

　　在大多数情况下，牵引矢量为 35°～45°，该角度由内、外眦连线与其垂直线构成（图 5.10a, b）。

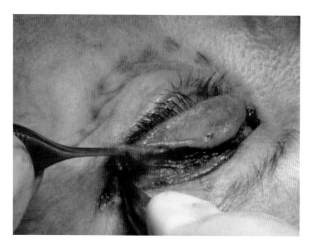

图 5.7 将细齿镊置于预先剥离的平面中，朝向外眦角抓住并牵拉外眦韧带下支。齿镊为闭合状态，以方便沿着隧道插入，并且可以在下支的解剖位置上方自由打开

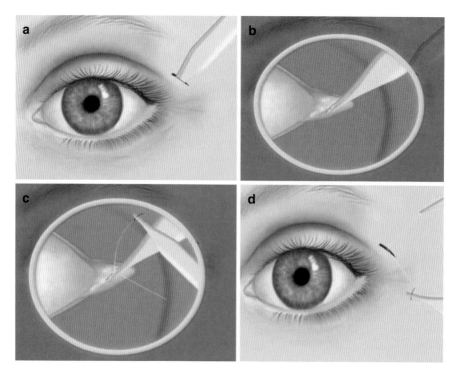

图 5.8 外眦韧带下支折叠术的图像动画。（a）镊子插入预先剥离的隧道中。（b）夹捏住肌腱的下支。（c）用 6/0 缝线穿过下支。（d）固定在眶缘骨膜上并牵引到所需矢量

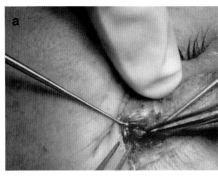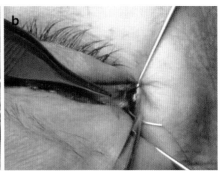

图 5.9　（a）术中视图。通过剥离平面可见用细齿镊抓住并拉出下支。注意其白色果冻样外观。 另一只齿镊在缝线穿过下支前就做好夹取的准备。（b）针头通过强力和锋利的咬合穿过外眦韧带下支，用 6/0 不可吸收单丝缝线缝合

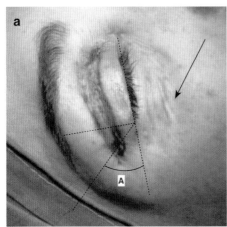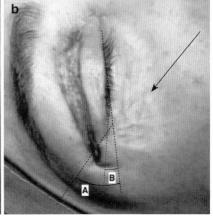

图 5.10　(a) 牵引前下睑的术中视图，缝合到位但未收紧。在大多数情况下，牵引矢量为 35°～45°。A 角由内、外眦连线及其垂直线构成。箭头表示由于老化过程形成的下睑皮肤皱纹。（b）牵引下睑的术中视图，但未将缝线固定在眶缘骨膜上。有趣的是可以观察到以下几点：与牵引前相比，A 角减小了；B 角是在牵引后新形成的，表明内、外眦连线与外眦向上移动之间的关系。黑色箭头表示与图 a 相比，由于下支的向上牵引，矫正了皮肤皱纹问题

　　在将线结固定在骨膜上之前，应考虑以下几个基本要素：

－ 避免外侧眼睑区域错位和不自然的外观
－ 过度牵引可能导致下睑板与巩膜脱离接触
－ 两侧眼睑的不对称牵引

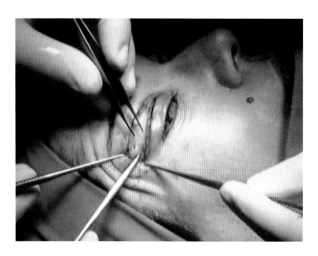

图 5.11　将针插入骨膜平面，使所提升的组织到达眶缘骨膜水平。再将线从组织中拉出，正确钩挂后将针水平向上移动拉出

在已考虑这些因素的情况下，在预计的点以针穿过肌肉深层及支持结构，在眶缘穿过骨膜以保证挂上骨膜，小心打结。在进针后穿过组织之前，向上拉动针以确保位置及平面正确、强度足够。如果拉动无效果，拔出针在更深的平面重新插入，确保挂住了骨膜上的所有结构（图 5.11）。

打结很有挑战性。此处线结类似夹板。其折叠组织到新位置直到愈合后产生粘连，一般需 2～3 周。在这段时间后线结就失去了牵拉的作用，粘连形成的新纤维组织会牵拉外眦到新位置。在缝合过程中，认为线结总会有完全的牵拉作用是不正确的。线结的环可以松弛，提供足够的牵拉效果即可，下睑会重新定位到合适的位置。

作者认为对于大多数患者来说，线结应保持松弛，当外眦移动到需要的位置时，此动作即已完成。还需要指出的是，当看到外眦逐渐向上移动达到需要的位置时，向下移动线结稍放松，将结打到正确的位置上（图5.10a, b 和图 5.12）。

完全收紧缝线往往会导致术后不自然的外观和过度移位的外眦，这对于患者来说是一个非常令人困扰的并发症。这种情况下最晚术后 1 周拆线，防止外眦永久移位。

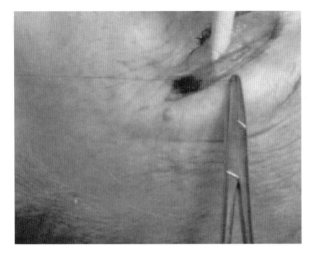

图 5.12　线结逐渐收紧，同时保持观察下睑的牵引量。如果已达到了预期的牵引量，那么这个线结就可以保持松散状态

单缝线牵引技术完成后，缝合上睑切口。

作者认为单缝线牵引技术是矫正下睑老化表现的一个很好的工具，特别是针对下睑由于重力因素影响和皮肤纹理老化造成的巩膜显露问题（图 5.13 ）。

单缝线牵引技术对下睑术后并发症的矫正也非常有效。第 6 章中将逐一介绍。

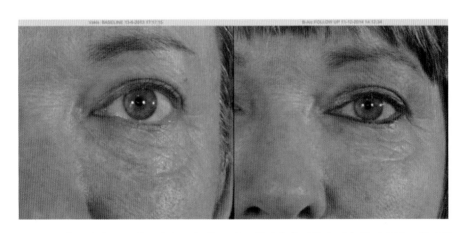

图 5.13　作为微创上睑成形术的一部分，采用单缝线牵引技术对患者下睑矫正前后的对比照片。可见外侧巩膜显露的矫正，术后眼睑呈"杏仁形"年轻化外观，完全矫正了下睑皮肤下垂和纹理问题

5.3　手术细节和操作技巧

　　和其他章节一样，作者更喜欢将这一非常有用的手术细节和操作技巧用表格总结列出，以方便阅读和回顾（表 5.1）。具体内容请参阅本书的相关章节。

表 5.1　单缝线牵引技术（SSTT）

切口	使用现有的上睑成形术切口； 在下睑成形术患者中，只需沿上睑皱褶额外做一个 8 ~ 10 mm 的切口。将切口正确置于现有的眼睑皱褶内
剥离	向外眦角方向形成肌肉下隧道； 确切止血； 向下睑延伸剥离 5 ~ 6 mm； 扩大肌肉的开口以便器械更容易进入
外眦韧带下支的处理	使用齿镊来辨识和拉出外眦韧带下支； 避免下支损伤； 显露下支； 将一根 6/0 不可吸收单丝缝线小心穿过下支； 轻轻拉动缝线来检查其稳定性； 确保只有下支用缝线穿过
悬吊	以 35° ~ 45° 方向向眶缘牵拉； 插入针并确保挂住眶缘骨膜上的组织； 逐步打结； 无须完全收紧线结，松散的线结也足以产生牵引力； 确保线结的稳定性； 缝合上睑切口

　　应指导患者在 1 周内避免手术区域的摩擦和牵引。冰袋冰敷 48 h，以减少淤青和肿胀的风险。

推荐阅读

1. Fagien S. Advanced rejuvenative upper blepharoplasty: enhancing aesthetics of the upper periorbita. Plast Reconstr Surg. 2002; 110:278–91. PubMedCrossRef.

2. Jacobs S. Prophylactic lateral canthopexy in lower blepharoplasties. Arch Facial Plast Surg. 2003; 5:267–71. PubMedCrossRef.

3. Jelks G, Glat P, Jelks E, Longaker M. The inferior retinacular lateral canthoplasty: a new technique. Plast Reconstr Surg. 1997; 100:1262–70. PubMedCrossRef.

4. Edward H. Bedrossian JR. Embryology and anatomy of the eyelid, chapter 5, Duane's Ophthalmology.

第6章 眼睑成形术的常见并发症及其预防

6.1 术前评估

术前评估是预防眼睑成形术并发症的基础。应该精确地进行评估，并采用各种方法详细了解患者的需求、临床病史和心理状态。眼眶和眼睑是面部重要的解剖区域，当您与他人交流时，首先看到的面部区域就是眼部。因此，应该注意避免所有那些可能导致结果不理想的因素，否则将使患者遭受终身痛苦。

在初步评估中，鼓励患者表达他们对眼睑美学外观和功能特征的需求和关注点。作者经常让患者站在镜子前，这有助于他们阐述对自己外表感到困扰的地方。如果他们难以说清希望在眼睑和眶区做哪些调整，作者会与其讨论或展示一些其他案例，直到双方达成明确共识；否则，作者不会给他们做手术。在做手术之前，确定患者的关注点和实际的心理预期是非常重要的。

患者会有各种不切实际的期望。作者接诊过很多患者，有的患者在初次评估时希望改善上睑完全凹陷或无眼睑皱褶的问题；有的患者下睑形态正常，希望用眼睑成形术矫正皮肤色素问题；有的患者术后效果良好，希望进一步矫正；有的患者将美容手术视为一种商品或生活方式，希望在术后第2天就能恢复日常活动；还有的患者有其他预定事务或旅行，希望在这些活动之前进行眼睑成形术。重度吸烟者也许会拒绝在手术前后一段时间内戒烟，因而容易造成愈合过程延长、水肿和淤青等问题，应该给予相应的处理。

然而，对于外科医生来说非常重要的是辨别哪些有不切实际期望的患者可以被教育并能在特定指导下接受手术，而哪些是不能的。

作者发现大约70％有不切实际期望的患者愿意服从作者的指示和术后指导，而对剩余30％拒绝服从的患者，作者会避免给他们做手术。

一旦患者的关注点和实际期望被确定并与医生达成一致，就应进行眼部和眼睑临床病史的采集及检查。

临床病史的采集应注意询问是否有潜在的高血压、糖尿病、凝血功能障碍、瘢痕疙瘩或增生性瘢痕的形成、过敏、心脏病或甲状腺疾病。药物治疗也是一个需要明确的重要问题。服用阿司匹林或其他抗凝剂的患者应停用 5～10 天。使用 CO_2 激光可以显著降低术中出血的风险，而且作者已经给术前停服药 3～5 天的患者施行过手术，出血的发生率没有增加。服用维生素 E、激素、避孕药或中草药的患者，如果可能的话，应该在术前 2 周停止服用，有些患者在术后表示自己服用了这些药物，作者注意到其中一些患者的术后水肿和淤青的风险增加。

临床检查应排除斜视、眼眶或眼睑不对称、睑裂异常、眼球突出、合并眼睑病变、睑下垂和不对称、真性上睑下垂、眼睑退缩、巩膜显露、眼睑松弛、干眼症、结膜炎、眼及眼睑变应性疾病等问题。如果存在如眼睑不对称、睑裂异常和眼球突出等这些表现，可能在眼睑成形术后被放大，应告知患者（图 6.1～6.6）。

在考虑采用何种技术时，皮肤和肌肉的松弛度、脂肪脱垂、下睑褶皱、存在颧纹或颧脂肪垫以及各种族面部特征都是重要的考虑因素。还应根据下睑的临床评估情况来决定是行开放手术，还是采用经结膜入路的激光技术，因为如前面章节所述，作者认为在上睑使用激光是很有价值的。

最后，必须决定是单独采用单缝线牵引技术行眦支撑还是同时改善下睑皮肤纹理和矫正眦角度。

在术前需要进行详细的临床病史采集和解剖学评估，并拍摄照片留档。为患者进行面部拍照和各角度轮廓照片的采集。作者发现大多数患者在手术的头几天后就会忘记其术前样貌。他们中的一些人又返回诊所，对术后矫正的部分提出一连串的抱怨。已证明，照片文件连同术前记录和知情同意书是应对这类抱怨最有力的"解药"。

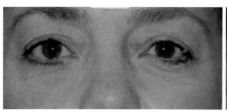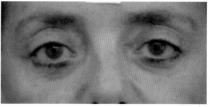

图 6.1 患者睑裂不对称和左侧上睑睫毛线处病变。行眼睑成形术联合左上睑病变楔形切除术和单缝线牵引技术牵引右侧下睑，以获得更好的对称性

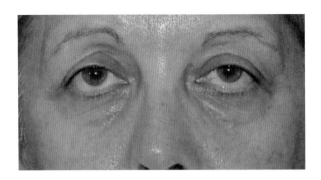

图 6.2　双侧巩膜显露患者（单缝线牵引技术的适应证）

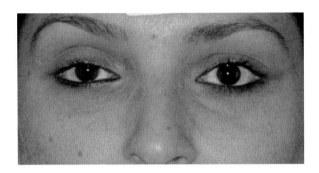

图 6.3　患者右上睑真性下垂导致睑裂不对称。患者曾因听神经瘤接受了耳鼻喉科手术，导致了霍纳综合征型并发症

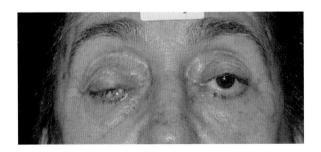

图 6.4　右上睑重度下垂和左上睑轻度下垂伴双侧巩膜显露。这些病例的主要目的是矫正双侧上睑的功能性高度和上睑皱褶的缺失

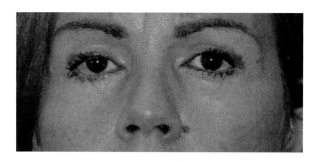

图 6.5   术后，患者右睑巩膜显露，上睑高度不对称，以及由于右上睑提肌腱膜损伤引起上睑下垂。在这种情况下，并发症处理需要对患者的矫正时机进行仔细判断，并避免由于患者缺乏耐心而过早施行术后矫正手术

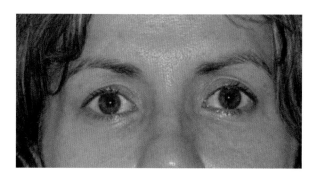

图 6.6   上睑不对称患者的术前照片。为了实现术后对称，需要进行不同程度的皮肤切除和眼轮匝肌收缩

6.2   术中和围术期并发症

外科医生有责任告知患者可能出现的并发症、并发症发生的概率和术后处理的潜在风险。许多患者都受过良好的"教育"，并通过互联网网站和其他社交媒体获取了信息。他们会到办公室询问有关具体并发症及其处理的内容。消除患者疑虑并解释如何预防这些风险是非常重要的。

特定并发症带来的影响在医患之间可能是不同的。如果需要，其术后处理可以是安抚，也可以是手术矫正。

因此，预防是手术过程中非常重要的一步。

6.2.1　轻、中度并发症

术中出血控制　术中操作与术后早期并发症密切相关。在这一点上，作者想说的是，其中一些并发症应该被定义为预期的副作用，而不是真正的并发症（例如淤青、水肿）。

在上、下睑成形术中，通过在剥离的每一步恰当和精确地烧灼凝结血管，或如前面章节所述使用 CO_2 激光剥离，可以减少出血风险，预防术后早期副作用如淤青。此外，在手术过程中对组织进行轻柔的操作可以减少过度创伤和损伤，降低术后长时间水肿的风险并缩短愈合过程。

作者发现接受局部麻醉、静脉镇静的患者，术后不易出现淤青和水肿。镇静可以减轻术中患者的压力，从而减少肾上腺释放应激激素。肾上腺素、皮质醇和去甲肾上腺素是三种最重要的应激激素，可影响手术过程中的组织反应，镇静作用显著降低了这种影响。对于不愿采用静脉镇静的患者，口服溴甲西泮、地西泮或劳拉西泮也能起到类似作用。

手术完成后，可在眼睑上冰敷，作者会建议患者持续冰敷 48 h。冰袋和冷冻眼罩有一定的重量，会使术区损伤的风险增加，所以作者不建议使用。装满冰水的小气球也非常有效，而且在预防术后淤青和水肿方面也很好用。

不遵循术后医嘱的患者可能会出现严重淤青和瘀斑。运动、锻炼或其他升高血压的活动、失眠，或在术后第 1 周摄入油腻而难消化的食物和乙醇也是重要的诱发因素（图 6.7）。

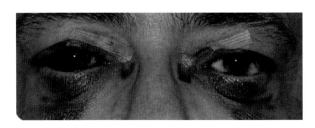

图 6.7　患者下睑和眶周皮肤严重瘀斑。还可见到结膜充血。左上睑切口内侧裂开。患者在术后 8 天来诊所就诊，坦白自己术后第 5 天拆除缝线后饮酒，随后出现严重呕吐

上睑成形术中过度矫正　正如作者在第 4 章 4.3.1 部分中所描述的，术前皮肤的正确标记是预防术后美容性和功能性并发症的重要步骤。切口与眉缘和睫毛线（现有的上睑皱褶）的距离必须严格遵循。这将预防术后兔眼症和继发性结膜炎或角膜炎。由于术中和术后上睑水肿，短暂的兔眼症可持续 24～72 h。如果观察到该现象，应嘱患者放心，并建议其使用处方的润滑和抗生素眼药。

上睑成形术中的眼轮匝肌切除已被散焦的 CO_2 激光束收缩所取代，避免了潜在的过度矫正。在已决定行切除术的病例，应特别注意避免损伤位于上睑眼轮匝肌眶隔前部下方的提肌腱膜。

对提肌、提肌腱膜或腱膜前脂肪垫的过度损伤会导致上睑巩膜显露、眼睑退缩和兔眼症。虽然这种并发症很少见，但在上述部位过度灼烧或在脂肪切除过程中过多的激光热传导均会导致创伤。作者常将一个湿棉垫置于脱垂的脂肪后方，在去除脂肪时，可避免热量和激光功率对其下方结构的影响（图 6.8）。

对上睑眶隔后脂肪垫的过度切除对患者来说是一个非常恼火且难以矫正的并发症。

作者已经在第 2 章 2.1.1、2.2.1 部分和第 4 章 4.3.3 部分中讨论了上睑的厚度、饱满度和凹陷的概念。眼睑成形术的现代趋势是最大程度的组织保留，在手术过程中应该给予认真考虑，并与必要的组织去除相平衡。在现代眼睑成形术中，应严格避免过去在老年患者中过度切除上睑脂肪的

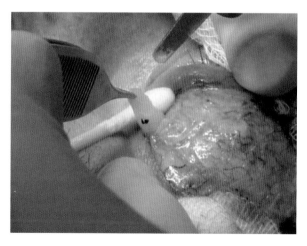

图 6.8　在用激光去除之前用湿棉片作为脂肪后方的支撑物

"空心眼综合征"，最终结果是希望尽量达到眼睑的饱满度，而不是厚度（图 6.9 和图 6.10）。

为了预防和避免由于上睑脂肪垫过度切除引起的并发症，作者建议小部分切除脂肪，并在每次尝试去除脂肪之前通过用手指对眼球持续按压来评估脂肪剩余量。对于需要切除少量脂肪的患者，用 CO_2 激光散焦束进行可控的脂肪气化可以防止过度切除。

最后，脂肪切除不足的情况也应该被视为一种并发症，特别是上睑的内侧脂肪垫。在该区域残余的脂肪会令患者烦恼，引起术后肿胀，他们中的许多人会抱怨并寻求外科治疗来进行矫正。详细内容可参考第 4 章 4.3.3 和 4.5 部分（图 6.11）。

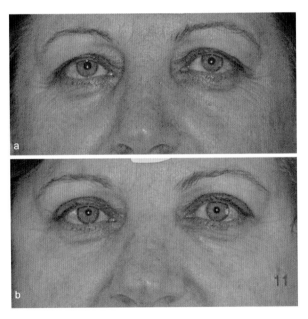

图 6.9 （a）患者术前照片，重度上睑皮肤松垂、外侧成角和脂肪脱垂。（b）术后 4 年照片，上睑饱满，眼睑皱褶清晰，外观自然。保守地去除皮肤和脂肪使患者术后外观自然，术后效果非常满意

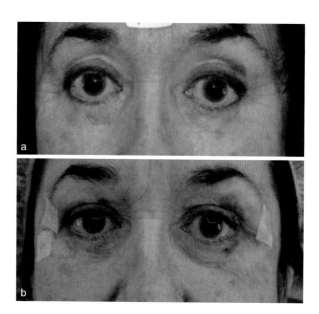

图 6.10（a）患者年轻时在外院接受过手术，由于脂肪和皮肤去除过多而使上睑呈现凹陷的外观。患者还存在下睑巩膜显露伴双侧下睑退缩。注意由于过度切除脂肪、退缩、粘连和瘢痕，并累及眼睑结构和提肌腱膜，从而引起上睑皱褶不自然。（b）脂肪移植到上、下睑，恢复了上睑的饱满度，皱褶形成，并矫正了下睑的巩膜显露。脂肪移植到眼睑是一个有挑战性但很有前途的方法，为外科医生提供了一种非常有效的方法来矫正眼睑凹陷

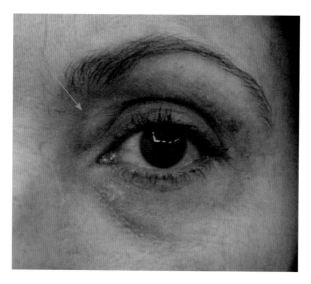

图 6.11   患者在上睑成形术后上睑内侧脂肪垫残留脂肪。这名患者在外院接受的眼睑成形术，由于残余脂肪和上睑皱褶过深来我们诊所就诊。行上睑手术进一步切除少量脂肪并进行脂肪移植以矫正并发症

下睑成形术中过度矫正　随着散焦激光束收缩眼轮匝肌后表面并联合应用单缝线牵引技术（第 4 章 4.4.2 部分和第 5 章已做了全面介绍）的引入，经结膜入路 CO_2 激光下睑成形术中下睑过度切除的风险和并发症的发生率大大降低。此外，对于皮肤过度松弛和皱褶，在过去需要行经皮入路切除皮肤的患者中，这种技术拓宽了其适应证范围，已经减少了诸如内眦赘皮或外眦圆钝、下睑退缩、巩膜显露和睑外翻等并发症。

下睑也应防止如上睑成形术中脂肪过度切除的问题，以避免眼睛凹陷。预防措施与上睑成形术类似。下睑成形术中对脂肪去除量的把控和持续评估残留脂肪要求更为严苛。采用激光气化脂肪也为要求少量脂肪切除的患者提供了预防方法。如第 4 章 4.4.2 部分所述，还应避免下睑外侧脂肪垫切除不足的问题。

应特别注意在下睑脂肪切除时避免损伤下斜肌，尽管这是一个非常罕见的并发症。在第 4 章 4.4.1 部分中介绍了识别和避免下斜肌损伤的技术细节和技巧。

应该避免术后瘢痕形成（下睑缩肌、睑板和结膜）导致下睑退缩，以及由于操作不当或激光热传导导致的严重创伤。下睑退缩也会发生在中层（眶隔），所以在该区域的操作应该是温和和谨慎的。

经结膜入路方法大大降低了眼睑退缩的风险并且避免了过度剥离。这是因为一个单独的切口通过结膜下睑缩肌和睑囊筋膜便可显露眶隔脂肪，无须进一步的剥离。

在开放式眼睑成形术中，外眦角圆钝使外观不自然，是一个非常讨厌的并发症，是应该避免的。除了中层和后层的瘢痕形成是这种并发症的重要原因之外，另一个原因是眼睑成形术中上、下皮肤切口的紧密对合。此处形成的瘢痕和伤口愈合收缩会产生两个相反的拉力，导致外眦角变圆。在外眼角处应做至少 5 mm 的皮瓣切口分离上、下睑，以释放该区域的双向收缩力，并减少外眦赘皮或圆钝的情况（图 6.12a, b）。

切口和瘢痕的注意事项　眼睑皮肤具有极强的愈合能力，其修复能力比身体其他部位都要强。其血液供给的延展性和极小的皮肤厚度是两个最重要的因素。

然而，在精确和细致的处理方面，绝不应忽视眼睑皮肤切口这一环节。

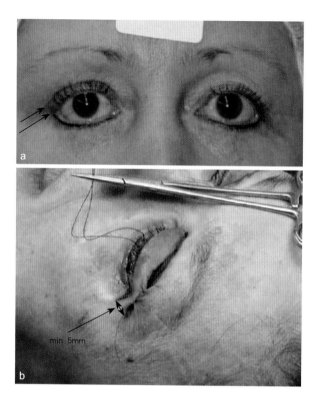

图 6.12　（a）患者的双侧外眦角圆钝，她在外院接受的手术。箭头表示上、下睑切口紧密靠近，由于愈合过程中的收缩作用，导致外眦角的双向牵拉。上、下睑切口之间的距离最小为 5 mm，应使中间皮瓣作为这些挛缩力的松弛桥梁。由于过多的皮肤被去除，该患者的下睑退缩也很明显，并伴有双侧巩膜显露。使用单缝线牵引技术矫正（另见图 7.10a,b，第 7 章 7.3 部分）。（b）上、下睑成形术中照片。箭头显示上、下睑切口的最小距离为 5 mm，以避免外眦角变圆

　　作者从来没有在其患者眼睑上注意到有肥厚性瘢痕或瘢痕疙瘩，但重要的是，我们偶尔会发现切口线变宽和色素减退。深肤色的患者可能更容易出现这种并发症。在女性患者中，化妆技术可以使这个小问题隐形。然而，我们不应该依赖这样的解决方案，在手术过程中必须采取具体的措施来改善术后的瘢痕质量。

　　上睑切口的皮肤闭合不应采用任何皮下可吸收缝线，因为缝线反应和伤口裂开的风险非常高。此外，没有必要这样缝合，因为精细的皮肤闭合足以让伤口顺利愈合。聚丙烯缝线是理想的皮肤缝合线，在第 4 章 4.3.4部分中介绍了不同的使用方法。

　　然而，比单丝非吸收性缝线类型更重要的是，根据现有的眼睑皱褶处正确选取初始切口，以避免不对称和瘢痕形成。

　　在作者施行的一系列眼睑成形术中，作者几乎不记得有上睑切口行瘢痕修复的患者。在过去应用 CO_2 激光做皮肤切口的患者中，由于作者在第 3 章中描述的原因，瘢痕异常的风险较高。尽管术后拆除缝线的时间（7～8 天）比采用钢刀片（5 天）做切口要长，但瘢痕的质量仍然较差。最好避免使用激光做皮肤切口。

　　上睑瘢痕的一个常见并发症是皮样囊肿，一般出现在术后沿切口线处。它们被称为表皮样囊肿，特别指由于表皮成分植入真皮所致的表皮样囊肿。对这种情况，用无齿镊轻轻将囊肿清除并排出。

　　前 2 个月的瘢痕红肿是一个可预期的愈合过程，应该在最初的会诊中告知患者。

　　如患者术后不遵守医嘱、睡眠质量差或发生眼睑受伤等情况，偶尔会出现上睑伤口裂开。如果裂开严重，必须进行手术矫正。轻微的裂开可以用无菌胶带固定行保守治疗，并局部应用眼药膏以加速愈合过程。

　　最后，深肤色患者偶尔会发生炎症后色素沉着，特别是如果采用激光做的皮肤切口。

　　总之，上睑皮肤切口瘢痕异常并不是常见的并发症，只要正确选取切口位置和细致缝合就可以避免。

　　下睑经结膜入路切口不需要缝合，因为愈合过程非常快速和顺利。在不到 72 h，切口就能完全愈合，只要在此期间没有牵拉或外伤发生即可。

　　在术后早期，肉芽肿很少发生在结膜切口处。作者曾遇到过两名患者用局部麻醉剂滴眼液麻醉结膜后，用精细剪刀切除了肉芽肿（图 6.13a～c）。这种情况最常见于术后不遵从医嘱的患者，在切口处施加压力，如佩戴角膜接触镜（隐形眼镜）或术后滴保湿或抗生素眼药时过度牵拉伤口。有时，肉芽肿会发生在切口处，在术后最初 24～48 h 内，过度的术后水肿会阻止切口边缘紧密接触，从而使结膜切口不能完全密封。这种伤口边缘的不完全接触会导致进行性的肉芽肿形成，患者在几周后由于出现结膜异物症状时才觉察到。

　　在开放式眼睑成形术中，在经皮皮肤切口处采取与上睑成形术相同的处理措施将确保伤口顺利愈合。皮肤切除量和正确选择切口位置是非常重要的。下睑术后退缩与上述两个因素有密切关系。

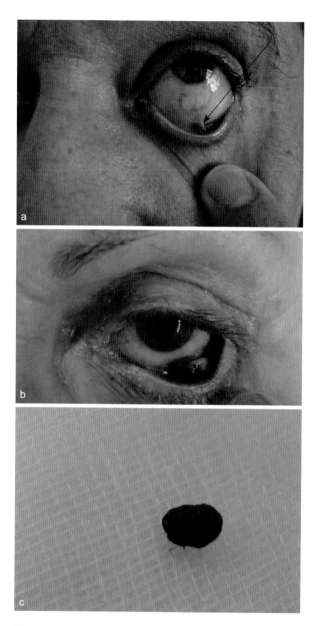

图6.13 （a）箭头所示为患者术后4周，下睑结膜切口中线处形成肉芽肿。在局部麻醉下，用精细剪刀切除肉芽肿。（b）患者术后3周，结膜切口处形成较大的肉芽肿。（c）在诊室行局部麻醉下切除肉芽肿

下睑切口的外侧和向外下转折处应置于鱼尾纹中，以确保术后瘢痕不明显。切口的睫毛下部分必须与下睑缘最接近；否则，对于患者来说，这将是可见的和令人烦恼的。在外眦角，如前所述，上睑切口和下睑切口之间的最小距离不应小于 4 ~ 5 mm，以避免出现外眦赘皮和（或）外眦变圆的问题（图 6.12）。

在开放式眼睑成形术中，下睑皮肤 / 肌肉的切除量必须进行非常精确的计算。在眼部脂肪垫过厚的患者中，部分下睑皮肤随着脂肪的逐渐膨大而扩张。剥离和去除眶隔后脂肪会形成一个凹面，下睑的肌皮瓣必须重新悬吊，从术前的凸起部分移位。凹陷区术后的皮瓣收缩和皮下组织粘连产生的力量会影响下睑睑板和睫状缘的对称性（退缩）。

作者大部分的开放式下睑成形术患者是在局部麻醉下手术的。在去除皮肤之前，作者用镊子小心地把皮瓣向上重新覆盖伤口，并嘱患者张开嘴巴，并向上看，向上移动额肌并张开上睑。这两种运动模拟了皮瓣在手术后的最大收缩力，这是一种安全的方法，可以衡量从下睑去除所用的皮肤和肌肉量。

下睑成形术的切口闭合是用 6/0 聚丙烯缝线在外侧和睫状部进行间断缝合。作者更喜欢在术中使用比平时更长的缝线，并将它们固定在无菌胶布下，以预防眼睑闭合的干扰或结膜损伤。术后第 5 天拆除缝线。

6.2.1.1　术中过度的激光换肤治疗

对激光组织相互作用的充分了解可以预防过度激光换肤治疗的并发症。

上、下睑的皮肤非常薄，在低激光功率设置下采用表浅激光换肤时很容易收缩。在扫描模式下用激光照射 1 遍就足以收缩皮肤。在下睑，在表层皮肤上施加牵引力的单缝线牵引技术可辅助激光换肤，有助于获得更好的皮肤纹理矫正效果。

即使在较低的功率设置下，作者偶尔会发现短暂的睑外翻和巩膜显露问题，在几天后会自发消退。这是由于皮肤表层的蒸发和激光束引起的高温造成水吸收，导致皮肤收缩和下睑退缩（图 6.14）。

在术后用润肤剂对表层皮肤进行密集补水可以大大降低这种风险。使用敷料对于换肤后皮肤渗出液排出并避免皮肤直接暴露于外部环境中也能起到重要的辅助作用。激光换肤操作完成后，外用几种药剂（包括磺胺嘧啶银和透明质酸）和封包敷料可促进伤口愈合[4]。

然而，这种并发症的主要预防措施是采用特定和安全的激光设置模式进行保守的换肤操作（图 6.15）。

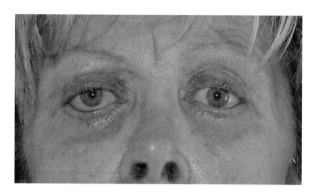

图 6.14　患者仅接受了下睑激光换肤术而未行眼睑成形术，术后出现短暂的下睑巩膜显露和睑外翻。患者在术后第 3 天出现这一并发症，术后第 10 天症状完全消失。在患者知情同意的情况下，激光的设定参数比指定的要略高一些，是由于除激光换肤术外不打算行进一步的矫正并试图达到矫正下睑皮肤纹理的最佳效果

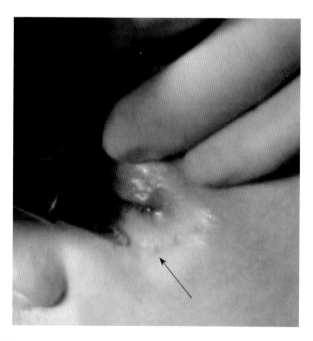

图 6.15　保守的下睑激光换肤可防止术后下睑退缩、巩膜显露和睑外翻。尽管这些并发症会在术后 7～10 天内自行消退，但对患者来说非常烦恼，需要使用抗生素眼药水和天然泪液润滑剂来预防干眼综合征和结膜炎

过度的眼睑激光换肤术会导致永久性并发症，包括瘢痕、色素沉着，以及由于诱发瘢痕而引起极少见的眼睑退缩（见 6.3 部分）。

6.2.2　重度并发症

6.2.2.1　干眼综合征

干眼综合征也称为角膜结膜炎（KCS），或简称为干眼，是一种泪膜蒸发率较高或泪液量较低的眼病。

根据英国国家医疗服务体系（NHS）的数据，有 17%～30% 的人日常生活中出现过干眼。

干眼综合征在眼睑成形术后很常见，术中眦固定术，术后暂时性兔眼症，同时行上、下睑成形术和经皮入路侵入眼轮匝肌可能会使发生的风险增加。术前患有干眼、眼睑松弛、巩膜显露或接受激素治疗的患者在术后发生干眼的风险更大。

第 7 章 7.3.1 部分将进一步分析这一并发症。

6.2.2.2　球后血肿和眼眶出血后视力丧失

深层眼眶出血伴视力丧失是眼睑手术中一个非常罕见但存在的并发症。

据估计，美容性眼睑成形术后眼眶出血的发生率为 1 : 25 000～1 : 2000，其中，眼眶出血引起永久性视力丧失的发生率为 1 : 10 000（0.01%）[1]。

眼眶出血通常发生在术后最初 24 h 内，但术后 1 周也可能会出现。因此，建议手术医生在术后至少 24 h 内随时与患者保持联系以防出现术后过度出血的情况。

眶隔切口和眶脂肪的操作可能是术后眼眶出血引起失明的诱因。眼眶出血可能是由于眶脂肪的牵拉、眶脂肪切除时术中不明原因的出血，或者是高血压患者血压控制不佳导致的延迟出血造成伤口出血进一步加重。视力丧失可能是由于微血管压迫导致缺血性视神经病变。也有学者推测受挤压的眼眶内压力可能超过了眼动脉或视网膜中央动脉的平均动脉压，导致视网膜中央动脉闭塞。经及时治疗后，视力丧失的情况可在球后出血后得以逆转[2]。

严格和细致的术中止血可减少术后眼眶出血的风险。CO_2 激光可在剥离过程中帮助闭合小的血管，并减少常规钳夹和切割技术（前几章所述）对深层眼眶的牵拉。

辨别、识别和快速反应是逆转这一极其严重的并发症的关键。眼球突出、活动度减少和眼眶张力增加伴有出血都是需要注意的临床征兆。患者还会有不对称的痛感和视力下降的情况。如果疑有眼眶出血，激光眼球护目镜（金属巩膜接触镜）会阻碍视力，必须将其移除以评估视力。如果患者接受了适当宣教，就会注意到术后出血——异常或不对称的疼痛、视力下降或眼球突出。必须教会患者如何检查视力，一次检查一只眼睛[3]。

在为患者安排再入院进行术区探查前，详细评估患者的症状和排查潜在的眼眶出血是一项非常重要的步骤。在作者多年的眼睑成形术案例中，有一名患者因眼睑成形术后 6 h 左眼眼眶血肿再次入院进行手术，这提醒作者有球后出血的可能性，当时未能识别症状，事实证明这只不过是下睑表面的浅表层出血，未延伸到脂肪垫和眼球后凹槽。然而，尽管获得了令人高兴的结果和最终的视觉美感，但是再次入院和手术探查给患者带来了很大压力和不适。

6.3　早期和晚期并发症

6.3.1　红斑和水肿

红斑和水肿是术后早期最常见的不良反应，接受激光换肤术的患者一般都会经历这一过程。水肿是眼睑皮肤受到激光和热能损伤的正常结果，术后会很快消退。术后 48 h 内冷敷会大大减少长期水肿的风险。

红斑也是激光换肤术后一个非常常见的不良反应，原本是能自发消退的（图 6.16）。超过 1~2 个月的长时间红斑可能是过度激光换肤治疗的表现。如果红斑持续超过 2~3 个月，可能是由于激光高功率设置和术中移除部分干燥组织引起的过度皮肤摩擦而对真皮层产生大量残留热损伤所致。

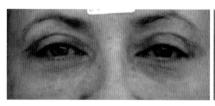
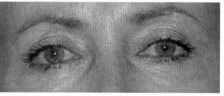

图 6.16 （a）患者术后早期出现水肿和红斑。（b）患者 2 个月后水肿或红斑症状消失

在这两种情况下，红斑都会消退，但可能需要更长时间；然而，防晒和皮肤保湿是非常重要的。在许多长时间的红斑案例中，已证实强脉冲光（IPL）治疗可大大缩短红斑的消退时间[5]。

持续性红斑的病灶区域可能会阻碍瘢痕形成，应局部使用皮质激素积极治疗。有时，红斑可能是对术后局部用药的接触性过敏反应。如果怀疑是对这些化合物的过敏反应，应停药。

总的来说，眼睑激光换肤术引起的红斑和水肿是非常常见和让人困扰的。所有患者都应意识到这些并发症，并且必须签署知情同意书。必须指出的是，激光换肤术在获得极佳效果的同时也可能会发生不良反应。

6.3.2　色素沉着

眼睑激光换肤术会导致炎症后色素沉着，常发生在红斑期之后（术后30～45天），并持续数月。深色皮肤类型（Fitzpatrick 皮肤分型Ⅳ～Ⅵ型）在激光换肤术后更易出现色素沉着（图 6.17）。总的来说，激光换肤术后有 35% 的患者会出现色素沉着这一不良反应。

在作者的临床实践中，在红斑阶段对容易发生这种不良反应的患者提早采用预防性 IPL 治疗，可以大大降低色素沉着的发生率。

色素沉着的治疗主要是应用由氢醌和曲酸或乙醇酸、水合剂及皮质类固醇组成的复合物。治疗应该密集些以避免色素沉着加重。患者应意识到这种治疗的轻微副作用，如接触性皮炎、刺激、瘙痒或红斑形成。在治疗过程中必须使用防晒霜。

术前预防措施如应用氢醌、维 A 酸或乙醇酸制剂，尽管在 CO_2 激光换肤早期被广泛采用，但现已证实并没有降低激光换肤术后色素沉着的发生率。

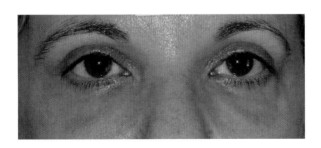

图 6.17　患者接受下睑激光换肤术后 2 个月炎症后色素沉着照片

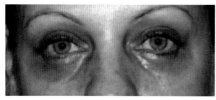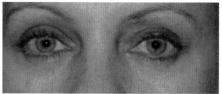

图 6.18 （a）患者接受上、下睑成形术联合下睑激光换肤术后出现炎症后色素沉着（PIH），术后 1 个月。（b）6 个月后，患者的 PIH 症状完全消退。局部使用氢醌复合物联合 IPL 治疗。IPL 治疗间隔时间为 3 周

眼睑激光换肤术后的色素沉着对患者来说是一种恼火的副作用，但在大多数情况下，局部或 IPL 治疗后，色素沉着会随着时间的推移最终消退。

长时间的色素沉着是激光换肤术后常见的副作用。我们发现 IPL 可有效治疗因眶周区域激光换肤术引起的红斑和色素沉着[5]。

IPL 治疗在并发症发生初期也有显著的预防效果（图 6.18a, b）。

6.3.3　术后眼睑残留脂肪的处理

这是手术过程中脂肪切除过少和采用脂肪切除术患者遇到的一种并发症。最常见的残留脂肪的位置是上睑的内侧脂肪垫和下睑的外侧脂肪垫。当观察患者时可见到明显的残留脂肪，无须对眼睑进行任何操作，比如按压或眼球向上和向下运动。这是患者来诊所抱怨的主要原因。如第 4 章 4.3.3 部分所述，脂肪垫的精细处理有助于防止这种并发症的发生。

然而，对于这种少见情况，需要手术切除残留脂肪来矫正。

对所有需要矫正的患者，作者采用经皮脂肪切除，避免长切口，大大缩短了术后停工期。

方法是通过向眼球上施加压力并标记突出的脂肪来精确定位待切除的脂肪（图 6.19 和图 6.20）。然后注射局部麻醉剂，让患者坐立 10 min 以尽可能收缩血管。

然后持续按压眼球后使脂肪膨出，在膨出部分做切口，通过皮肤和眼轮匝肌剥离至眶隔脂肪（图 6.21 和 6.22）。

在大多数情况下，脂肪很容易从上、下睑的切口中膨出（图 6.23 和图 6.24）。

然后将脂肪修剪并将其回缩到原来位置。一些患者在最初手术后的很长一段时间才决定进行这种矫正，术后粘连使得辨认需要切除的脂肪变

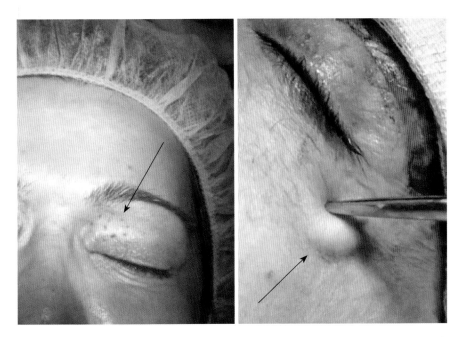

图 6.19 和图 6.20　箭头所示为麻醉剂注射前在上、下睑对要切除的残留脂肪进行定位

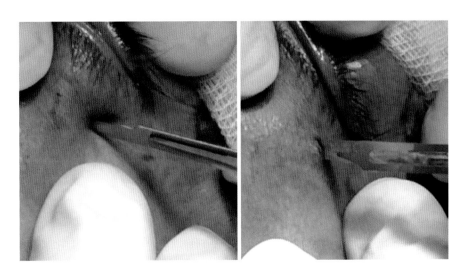

图 6.21 和图 6.22　在选定的脂肪位置做切口，通过皮肤和眼轮匝肌剥离至眶隔脂肪

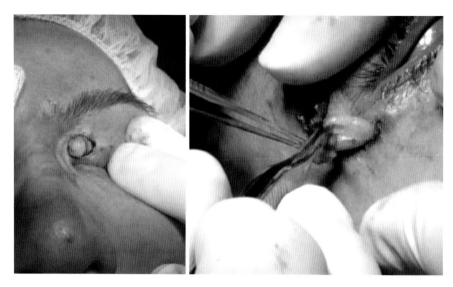

图 6.23 和图 6.24   从上、下睑的小切口膨出的脂肪

得更加困难，在极少数情况下，必须加宽切口，可能需要用钝剪刀进行剥离。

当修剪脂肪时，按压伤口和冰敷可减少水肿和潜在的少量出血。 如果只需做一个小切口，则不需缝合，应用无菌胶布会让伤口顺利愈合，无明显瘢痕。

6.3.4   皮肤切除不足

上、下睑成形术中的皮肤切除是手术中非常重要的一步。如第 3 和第 4 章中详细描述的，激光的引入（经结膜切口）已减少了下睑成形术中皮肤过度切除引起的并发症。

根据作者的经验，患者在眼睑成形术后抱怨皮肤切除不足，并且由于残留的皮肤量过多导致外观的美观度不佳，抱怨的焦点主要集中在上睑外观上以及在这种情况下可能发生的侧向牵拉。

下睑成形术后轻度的皮肤过多对患者而言并不会造成困扰，如果存在，可以用不同的非手术方法来解决。此外，如果未采用经结膜切口方法，患者对下睑保守的皮肤切除更能理解和接受，保守的皮肤切除是一种必要措施，以减少诸如巩膜显露、睑外翻等严重并发症。

许多患者对眼睑成形术抱有不切实际的期望，这是外科医生在术前咨询中必须认真考虑的，以便准确地解释正确的步骤。如第 4 章所述，必须向患者详细解释"厚度""饱满"和"凹陷"的含义，以避免术后不满。

　　皮肤过度切除和切除不足的界线很难界定。有几个技巧来定义要切除的皮肤的精确量，以及要达到此目的而在手术过程中必须考虑的要点。最常见和最有效的方法是在患者眼睛闭合状态下，用无齿镊进行皮肤"夹捏试验"。这将确保适当的皮肤切除量，并避免术后兔眼症或其他并发症。在镊子边缘处标记切口的上、下部（参见第 4 章 4.3.1 部分）。

　　另一点说起来简单但在应用中很重要，就是在术前眼睑的准备工作中，不要去除或擦除切口的标记线。根据作者的经验，随意选取皮肤切口是一个非常危险的步骤，应该避免。随着局部麻醉剂的渗透，解剖会严重扭曲，错误将是不可逆转的。如果在皮肤切开之前不能明确识别，应重新绘制上睑切口线。

　　相对于直立状态下上睑的标记情况，患者仰卧位是影响定位的另一个因素。这就是为什么应该始终在患者直立状态下进行眼睑组织、眶隔脂肪和肌肉过多的评估，标记画线也应遵循这一原则，并且只有在这个阶段才能做出手术步骤的决策。

　　上睑切除量不足的情况通常是由于术前错误评估，或者在许多情况下，是由于在切开前错误标记或擦除标记线造成的。如上所述，预先准备好消毒和注射麻醉剂，再加上外科医生在眼睑皮肤上的操作，就像标记线被橡皮擦擦过一样。在这一点上，已经注射的麻醉剂使上睑扭曲，并且肿胀会误导外科医生在潜在的错位处选取切口，这是难以纠正的。在皮肤切开之前，重新定位和标记上睑切口线是非常重要的。

　　在上睑切除后，术后 4～6 周，当肿胀和轻度水肿完全消退时，多余皮肤变得明显，患者在此阶段更有可能开始抱怨。对于单侧上睑皮肤切除不足的患者，问题会更加突出，其中大部分需要修复（图 6.25 ）。

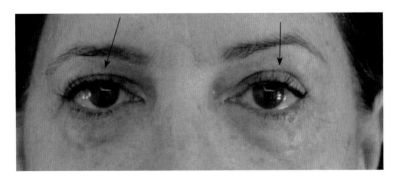

图 6.25　患者在外院行上睑成形术后 6 个月。外科医生低估了她的抱怨，拒绝为其进行矫正。患者因右侧上睑皮肤切除不足来我们诊所就诊。局部麻醉下切除多余皮肤

可以通过激光或射频实现皮肤收缩来矫正皮肤切除不足，或者进一步切除眼睑皮肤，这在大多数情况下是永久的和更有效的。有时，患者喜欢前一种方法，以避免因术后肿胀、可能的瘀斑、缝线、敷料等造成长时间的停工。即使使用激光治疗造成的最小区域红斑或采用射频设备造成的非永久性的结果都不能保证最终和长期的效果。

6.4　患者的依从性和术后指导

在每一个医疗和外科手术操作中，对患者的术后指导被认为是手术非常重要的部分。此外，患者遵从医嘱被认为是更重要的部分。

前几章分别介绍了实用的建议、避免特殊用药和运动及其他必要的术后行为的指导。然而，建议采取针对性的措施和监督，以便让依从性较差的患者遵循术后指导。

首先，外科医生应该在术前咨询开始时就能够确定患者未来的依从性。必须详细告知患者如果不遵循指导将会有哪些不良后果。

在我们的诊所，除了要求患者术前签署知情同意书外，工作人员在咨询过程中不仅会提及术后指导，还会给患者提供书面指导并让其签名。这些指导包含以下内容：

- 在手术前后要避免使用的药物。
- 如果患者接受特殊药物治疗，应与其全科医生协商。
- 指导患者戒烟或减少吸烟频次、日常需避免的锻炼和活动，让患者提供旅行或要参加的社会活动以及术后详细的外出活动计划。

诊所工作人员定期安排电话回访讨论术后恢复情况。出现任何紧急情况时，患者还可随时拨打电话。

如果恢复顺利的话，后续回访将安排在第 3、5、7、15 和 30 天。长期回访也将安排在第 3、6 和 12 个月后。在我们的患者中，大部分人愿意参加第 2、4、6 年的随访，会由工作人员电话提醒，他们的名字会自动定期出现在我们诊所的患者数据库中。

根据我们的数据，在工作人员有组织和监督的情况下，遵守以上术后时间表的患者比例达到 68%。

根据我们的经验，患者对术后指导的依从性已被证明是一个很好的工具，不仅可使并发症的发生率降至最低，还可用于长期评估我们的服务质量。此外，与患者的持续接触会增加他们在我们诊所进行其他治疗或手术的频次和可能性。

专家点评（陈敏亮　中国人民解放军总医院第一附属医院）

对于眼睑部手术的并发症，大多数医生更多关注的是围术期的处理细节，往往忽略了术前评估这个重要的环节。作者在本章开篇就阐述了此观点。根据我们的经验，患者会有各种不切实际的期望，尤其是追求美学改善的患者，相比于眼睑疾患的人群，对手术结果的要求有时大大超过了外科手术所能达到的范畴，术前的心理疏导反而变成了降低并发症的一个重要手段。对于拒绝服从科普教育指导的患者，作者选择避免为其手术，我个人感同身受。眼睑手术在整个外科领域甚至医学领域而言，更多的是非刚性需求，医生在做的工作往往是锦上添花而非雪中送炭。患者人群缺乏医学常识，要求五花八门。如果缺乏正确的引导和科普，容易给术后医患双方带来不必要的纠纷。

眼睑是特殊独立的亚解剖单位，解剖层次虽然明了，但是涉及更多的力学问题。组织层次之间的关系细微变化，也会导致外观上的巨大差异。作者在本章中罗列了眼睑部手术的常见并发症，我个人总结，大体上可以分为：

一是常规可预见类型，如出血、淤青、肿胀等，此类并发症严格来说可以不算是并发症，通过患者自行恢复即可。

二是操作不当类型，作者对此类型分别做了非常详细的阐述。此类并发症更多地与医生对手术的理解、对解剖的掌握以及操作的娴熟度和经验的积累有密切关系，比如对组织去除量的判断、术后干眼症、兔眼等，结合作者前面的手术操作章节，读者能得到更深刻的理解。对于术后瘢痕和激光换肤术等细节，由于涉及人种解剖亚分型的问题，白皮肤人群不易产生明显瘢痕，而黄皮肤人群的瘢痕通常较为明显；因此，在此细节上，我认为读者应该结合自身所处的大环境做出相应的调整，对于瘢痕的处理应该提到一个相对较高的高度来加以重视。

三是术后护理不当类型，如术后不遵医嘱导致伤口裂开、瘢痕明显，或者感染等，此类并发症相对少见，但是也提示医生对术后护理要有足够的重视。

参考文献

1. Hass N, Penne RB, Stefanyszyn MA, Flanagan JC. Incidence of postblepharoplasty orbital hemorrhage and associated visual loss. Ophthal Plast Reconstr Surg. 2004; 20(6):426–32.
2. Klapper SR, Patrinely JR. Management of cosmetic eyelid surgery complications. Semin Plast Surg. 2007; 21(1):80–93.
3. James Oestreicher, Sonul Mehta. Complications of blepharoplasty: prevention and management. Plast Surg Int. 2012; 2012.
4. Kontoes PP, et al. Wound healing after laser skin resurfacing: the effect of a silver sulfadiazine-hyaluronic acid-containing cream under an occlusive dressing. J Cosmet Laser Ther. 2010; 12(1):10–3.
5. Kontoes PP, et al. Intense pulsed light is effective in treating pigmentary and vascular complications of CO(2) laser resurfacing. Aesthet Surg J. 2002; 22(5):489–91.

推荐阅读

6. Prischmann J, Sufyan A, Ting JY, Ruffin C, Perkins SW. Dry eye symptoms and chemosis following blepharoplasty: a 10-year retrospective review of 892 cases in a single-surgeon series. JAMA Facial Plast Surg. 2013; 15(1):39–46. doi:10.1001/2013. jamafacial.1.

第 7 章　并发症的治疗及矫正

7.1　出现并发症后患者的管理

眼睑成形术是面部整形手术中最容易取得成功和令人满意的手术之一。虽然眼睑成形术的操作成功率高，但外科医生必须始终保持警惕，避免手术操作中的自满。患者常常不了解眼睑手术的复杂性，因此详细了解患者信息和制订合理的手术方案是至关重要的。即使最熟练的美容眼睑外科医生也会在他的职业生涯中的某个时刻遇到手术并发症。经验丰富的外科医生会认识到，通过深思熟虑的术前计划和细致、精确的手术技术，可以将许多并发症最小化。尽管如此，最好的外科医生仍可能会遇到并发症。

患者在出现并发症后的管理是一个非常重要的问题，必须给予关心和理解。及早识别和诊断问题将大大改善最终结果。因此，不允许有任何妥协，应该始终认真、准确地判别症状。

在外科医生确诊并发症后，患者应立即了解现有问题。这对于那些出现比较严重并发症的患者来说更为重要，如血肿、干眼综合征、兔眼症、眼睑外翻、下睑退缩等。

对于可自行消退的轻度并发症，患者应对其有所认知和了解，以避免造成术后沮丧和产生心理压力。对于这些患者在治疗或其他措施上的保证和指导将有助于更快地解决问题。最常见的轻度至中度并发症包括：

- 血肿 - 瘀斑 - 淤青
- 结膜充血
- 干眼综合征—— 溢泪
- 提肌损伤 ——上睑下垂
- CO_2 激光换肤术后红斑和色素沉着
- 周边瘢痕
- 巩膜显露

- 残余脂肪膨隆
- 感染

可能导致长期问题并需要更具体的护理和评估的严重并发症如下：

- 球后血肿和视力丧失
- 重度睑外翻
- 下睑退缩
- 兔眼症

7.2   决策制订和矫正时机

对于上述任何一种并发症，都应在清醒和镇定的状态下决定矫正的时机，这是非常重要的。患者的压力不应对外科医生的决策造成任何情感上的影响，以便医生能在最短的时间内解决问题。发生任何一种并发症都会给患者带来非常严重的心理影响，原因有多种，例如职业、社交、个人因素等，这直接关系到他们的外表并可能造成长时间的停工。如果以上提及的不利因素影响医生做出的决策，应与患者详细讨论和解释纠正并发症的措施并表明可能出现不充分或不良结果的可能性。

作者发现大多数出现最常见的轻度并发症的患者夸大了病情，迫切需要加速治疗。事实证明，花些时间安慰患者、向患者解释导致并发症的生理结构和心理因素以及合理的管理方式，对于增加患者对决策和矫正时机安排的依从性都非常有帮助。

不需要进一步手术治疗的并发症，如术后水肿、淤青、小血肿、瘀伤、轻度结膜水肿或干眼等，一旦确诊，就应及时给予适当的治疗或采取其他可能有帮助的措施。使用低水平激光治疗（low-level laser treatment，LLTT）、光疗、淋巴引流按摩等，可以有效改善长期水肿、淤青、小血肿、激光后红斑或色素沉着等术后不良反应，大大减轻患者的不适和急躁情绪。更密切和频繁的回访也是让患者放心和放松的一个重要因素。

对于未来可能需要进一步手术干预的并发症应在初期给予保守治疗，有助于改善术后早期后遗症。这些问题主要包括轻度或重度巩膜显露、睑外翻、下睑退缩和兔眼症。相反，在术后第 1 周内，由于外伤、术中伤口闭合不当或患者未遵循术后指导而导致早期伤口裂开，必须在诊断后予以治疗，进行伤口清创和重新缝合。晚期瘢痕裂开需要以不同的方式进行处理，并在后期进行瘢痕修复。

在术后中后期，根据对组织的术后情况和质量的评估，应对持续的兔眼症、巩膜显露、睑外翻或下睑退缩进行手术矫正。根据作者的经验，由于患者缺乏耐心从而缩短术后矫正的时间间隔，很可能会导致不良的结果，从而形成一个新的恶性循环，这对患者的心理和组织自身修复都会产生不可预知的影响。

7.3 并发症的矫正方法

如上文所述，根据并发症的类型，应采取适当的措施来解决问题。应告知患者他可能出现了并发症，而并非是术后头几天内的常见现象使其安心。在出现并发症的情况下，外科医生必须坦承告知患者并向其解释治疗方案。最常见的并发症及其治疗方法如下所述。

7.3.1 并发症的保守和非手术治疗

7.3.1.1 术后淤青、瘀斑和水肿

尽管在眼睑成形术后这些副作用很常见，同时也是意料之中的，但许多患者在遇到这些情况时会非常紧张，即使他们已经意识到会出现这些后遗症。术后水肿通常在术后 24～48 h 内加重。肿胀的程度通常与手术因素直接相关，如瘀斑、过度烧灼、大量的组织操作或切除，以及在外眦区域的剥离导致淋巴管破裂等。因此，为了减少严重水肿的发生，应采取措施避免以上术中操作。此外，持续按压冰敷伤口 72 h 可减少发生严重水肿和淤青的可能。

即使无法避免出现严重淤青，但是无论是药物治疗还是其他治疗方法，都可以帮助延缓病情的进一步恶化，并更快地解决问题。

口服或局部使用山金车被认为是有帮助的，甚至有些患者会主动要求用此来治疗。

低发射二极管（low-emission diode，LED）高强度光疗设备的光处理，发射红色和近红外光谱也被证明有助于伤口愈合和抗炎。术后第 1 周内的日常治疗有助于加速水肿和局部淤青的修复。低水平激光治疗与发射同一光谱的设备如 LED 能提供相似的治疗结果。

手动按摩淋巴引流也很有帮助。在这些案例中，我们指导患者用他们的手指进行特定的按摩运动，定期对受累区域施加平稳有效的按压。

在患者第一次随访时，诊断为严重或烦恼的水肿后应立即开始治疗。

7.3.1.2 结膜水肿

眼睛的结膜水肿是一种医学疾病，指的是眼睛的结膜发生了肿胀。其主要是由于眼睛的毛细血管渗出引起的，表现为渗透性异常。当眼睛受到外来刺激时，就会发生结膜水肿，这是一个非特异性的体征。结膜里似乎有液体。结膜炎症导致了整个眼部呈凝胶状外观。肿胀的程度因人而异，有时肿胀得特别厉害，患者很难闭合双眼（完全或部分）。由于炎症，眼球可能看起来像从原来的位置移动了一样（还应该注意眼球未被多余的液体覆盖）（图 7.1）。

结膜水肿的原因是多方面的，包括暴露时间过长、眶周水肿、术后淋巴功能障碍、手术或药物造成的物理损伤。结膜水肿多出现在术中或术后第 1 周，根据不同的诱因，平均持续时间为 4 周。

作者将结膜水肿分为 4 种类型[1]：

1. 急性轻度水肿，眼睑可以完全闭合。
2. 急性重度水肿，阻碍眼睑完全闭合（结膜水肿引起兔眼症）。
3. 持续时间超过 3 周的亚慢性结膜水肿。
4. 结膜水肿伴有下睑错位。

在大多数情况下，通过局部使用润滑和抗炎制剂，结膜水肿可自行消退。

经结膜切口可能是导致结膜水肿形成的一个诱发因素，特别是在不能精准操作的情况下。在结膜下的浅表层下，局部麻醉溶液经结膜浸润可能

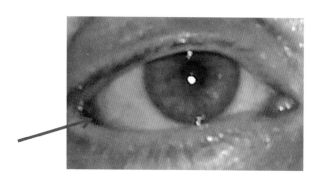

图 7.1　结膜水肿

也会导致因结膜下液体弥散而引起结膜水肿。在这两种情况下，水肿都是暂时的，在适当的时候采用局部治疗可缓解。

在极少数情况下，有报道采用结膜切除术或临时睑缘缝合术的排泪方法。在手术过程中预防结膜水肿的诱发因素是避免这种并发症最适当和最重要的措施。

7.3.1.3 干眼综合征和溢泪

眼睑成形术后这一非常常见的并发症可能有几个因素引起，如术中眦固定术，术后暂时性兔眼症，同时行上、下睑成形术以及经结膜入路穿过眼轮匝肌的方法。

患者在术后头几周内可能会出现干眼。在某些情况下会发生持续的干眼，可能是由于之前存在的问题或手术并发症引起。

上睑成形术后可能会发生干眼的一些因素包括甲状腺问题、眼睑凸出、有干眼病史、眼睑皮肤张力差、眼睑韧带薄弱、某些自身免疫性疾病、泪管通路缺陷，以及在手术过程中眼睑皮肤去除过多或术后明显肿胀。

如果能在术前确定这些因素，可以采取措施避免或降低永久性干眼的风险。根据问题的性质，可能需要保守地切除眼睑皮肤。在其他患者，除了眼睑手术外，还可以采取特殊的眼睑收紧技术，如单缝线牵引技术，以避免出现问题。在某些干眼发生风险很高的患者，可以建议其避免行眼睑成形术。

眼睑成形术后干眼的早期治疗包括使用天然泪液或医用滴眼剂以及润滑软膏来保持眼睛湿润。如果已进行了局部治疗，干眼仍持续数周，应进行专门护理和眼科评估。

虽然在许多情况下可以预防眼睑成形术后发生永久性干眼，但干眼综合征的风险仍然存在。患者应该意识到手术中的所有风险，即使发生的风险很低。

在我们的患者中，我们注意到在眼睑成形术后很少出现干眼综合征，这归因于术前对患者的精细评估、努力做到术中精细操作以及规避组织损伤。然而，在17%的患者中，尽管采取了所有适当的措施，眼睑成形术后仍然会出现干眼综合征，其中绝大多数是短暂的，给予局部治疗后可迅速缓解。

在患者抱怨眼睛干燥后，应立即开始治疗，治疗包括以下内容：

1.润滑剂治疗

轻、中度干眼综合征通常可使用润滑剂治疗，包括各种滴剂、凝胶和软膏。

这些润滑剂通常被称为人造泪液，因为它们代替了泪膜中缺失的水分。但是，它们不含正常眼泪中对眼睛健康至关重要的抗体、维生素和营养物质。眼药膏也可用于帮助润滑眼睛，使眼部整晚保持湿润状态，如果眼睑不能完全闭合，眼泪会在睡眠期间蒸发。这些软膏多在夜间使用，因为它们会导致视物模糊。

2. 抗炎治疗

长期干眼综合征的根本问题是眼内及眼周的炎症。

皮质类固醇是强力的抗炎药物，在严重干眼综合征的情况下可使用皮质类固醇滴眼剂或软膏，但由于其副作用（白内障、眼压升高等）需谨慎使用。

对于严重病例，根据作者的经验，一般不使用封闭眼罩、角膜接触镜，以及脂质和激素来治疗。

溢泪是由于多种因素导致的反射性泪液分泌引起眼睛过度流泪的情况。眼睑成形术后眼睑眨眼功能障碍是眼睑组织术后肿胀的常见副作用。这种功能障碍干扰了泪泵机制。

由于切口线或激光换肤引起肿胀或组织收缩，会使泪点向内或向外翻，也会引起溢泪。

由于有干眼病史，兔眼会导致反射性泪液分泌，形成相对溢泪。

如果眼睑成形术后出现溢泪是由上述原因引起的，是暂时的，随着时间的推移，水肿减轻，会缓解。

然而，术中必须采取措施，勿损伤重要的解剖结构，否则会导致非常持久的和难以矫正的溢泪。如果切口线太靠内侧和太接近水平中线，可能会导致泪道流出系统的损伤。泪点对于上、下睑切口是一个有用的标志。对于上睑成形术，切口末端刚好位于泪点的外侧，避免形成内眦赘皮和损伤泪道系统。切口应至少比泪点高 4 ~ 5 mm，避免形成小管。在下睑成形术中，无论是经结膜切口还是睫毛下切口，下睑切口的内侧端应止于泪点外侧。

在我们的一些患者中，很少见到由于眼睑手术后干眼综合征导致反射性泪液分泌而引起轻度和短暂溢泪的情况。确诊后及时给予眼部润滑剂，所有患者均能自发缓解。

7.3.1.4　提肌下垂

提肌和提肌腱膜是上睑成形术中应避免损伤的两个解剖学特征。

有些患者术后第 2 天会出现类似上睑下垂的症状，但不是由于提肌或腱膜损伤所致。这是由于眼睑和肌肉本身的水肿导致的，经验丰富的外科医生会识别并保护容易被忽视的提肌和腱膜。

如第 4 章 4.4.3 部分所述，提肌及其腱膜是上睑成形术中脂肪去除的平面。为避免任何损伤，眶隔切口应位于皮肤切口的上部，在去除脂肪之前应先辨认提肌，因为向上拉动释放的脂肪垫会将提肌腱膜的表面部分拉起来。在这个阶段，需要用棉签和不锋利的器械轻柔地剥离腱膜。用 CO_2 激光切除脂肪垫时也应对下方的腱膜提供保护，在大多数情况下可采用棉垫或棉签提供支撑（图 7.2）。在上睑成形术中对提肌腱膜的保护措施，也适用于下睑经结膜入路或睑缘入路手术以保护下斜肌免受损伤。

对于经验较少的外科医生来说，识别腱膜与眶隔的简单方法是用镊子夹住眶隔后让患者向上看。被夹住的眶隔不会移动，而提肌腱膜则会移动。

如果在术后 1～2 周内，当组织肿胀几乎消退时，眼睑下垂的症状仍未改善，则可能存在潜在的提肌损伤。在大多数病例，应在修复前进行 3 个

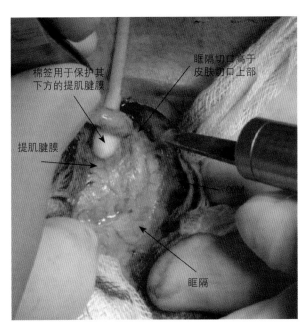

图 7.2　激光上睑成形术和移除内侧脂肪垫的脂肪。解剖结构用箭头表示。在该病例，眼轮匝肌（OOM）被部分切除，而不是使用 CO_2 激光收缩。内侧脂肪垫在切除前被释放并被拉出。用激光钝性手具尖端轻柔地将下方的提肌腱膜从脂肪中剥离出来，棉签则用于保护腱膜和下方组织（Müller 肌、结膜和眼球）免受激光束能量传输带来的损伤

月的随访，因为在这段时间内，眼睑下垂通常会缓解。大多数学者更喜欢在这段时间内进行睑板肌肉切除术（Fasanella-Servat technique），因为它快速、效果可预测，不需要将之前的伤口重新打开，避免了一些副作用，如瘢痕异常、过度矫正等。

作者在施行了大量的眼睑成形术后发现，需要修复的永久性提肌损伤的发生风险很低，这与对局部解剖学知识的了解、在上睑成形术的每个阶段精确而细致的手术步骤是密切相关的。此外，通过正确施行局部浸润麻醉和使用 CO_2 激光，可在无出血的手术平面对解剖结构进行清晰的观察和识别，保护外科医生免于在上睑手术期间出现不可预测的操作失误。

7.3.1.5　红斑和色素沉着

在激光辅助眼睑成形术联合进行眼睑周围皮肤的 CO_2 激光换肤时，这两个并发症是非常普遍的。在大多数病例中当采用单缝线牵引技术结合眼睑成形术时，已用皮肤牵引来代替激光皮肤收缩。

然而，仍有许多传统的激光换肤术的爱好者，而且在特定情况下，在眼睑成形术中不得不使用激光换肤术，或者单缝线牵引技术不能解决的下睑皮肤病变，如汗管瘤、粟粒疹、获得性凹凸不平等问题。

在女性，红斑平均持续3个月，但治疗后7~10天可以使用化妆品遮盖。男性的皮肤似乎具有更强的修复能力，与女性患者相比，红斑的持续时间只是女性患者的60%~70%。明显或长时间的红斑是比较少见的，可以局部使用1%氢化可的松乳膏或IPL治疗，参见第6章6.3.1和6.3.2部分的介绍。局部药剂或IPL治疗应在上皮化完成后开始（图7.3a~c）。

在大多数激光换肤术后患者，在红斑形成之后会出现色素沉着的副作用，主要是由于日晒或炎症后黑素小体和黑素细胞在治疗后被激活（炎症后色素沉着）所致。在红斑出现后的4~6周内，它会逐渐显现出来。治疗包括局部使用漂白剂和每间隔3~4周应用IPL治疗。

7.3.1.6　感染

由于眶周区域的血管分布广泛，在眼睑成形术后出现眼睑感染是非常罕见的。眼睑成形术后的感染率估计在0.4%以下。

激光换肤术会促使疱疹病毒感染复发，应在治疗前后进行预防性的抗病毒药物治疗。可在激光换肤术之前和之后的3~5天内使用抗病毒药物。

在文献中偶尔也会报道一些其他的细菌感染，可局部使用广谱或全身应用抗生素来治疗。

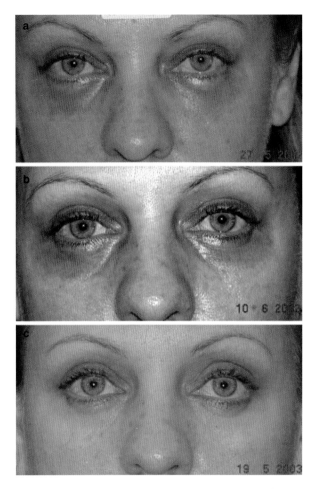

图 7.3 （ a～c ）患者照片，带有日期：(a)激光辅助上、下睑成形术后红斑，持续 6 周。(b) 在第 1 张照片后 2 周，红斑变为色素沉着。(c) 术后 1 年的最终效果。患者在恢复期间采用 IPL 治疗

7.3.2　并发症的外科治疗

7.3.2.1　周边瘢痕

　　眼睑皮肤的愈合能力优于身体任何其他部位的皮肤。然而，如第 4 章 4.3.1 部分所述，眼睑的外部切口应对称设计并细致缝合以避免不对称和瘢痕形成。

　　作者发现，切口线显得过于肥厚的情况非常少见，即使是在瘢痕疙瘩形成的患者中。在白皮肤类型的患者中，应保守地使用 CO_2 激光做皮肤

切口；而在深肤色类型中，因瘢痕增生和色素沉着的风险增加，应避免使用 CO_2 激光做皮肤切口（第 3 章图 3.1、3.1 部分）。

　　大多数患者术后 4~6 周切口线通常略厚，呈红色。术后局部使用硅凝胶剂 1 周，并预防性治疗 1 个月，患者对瘢痕修复情况反馈良好。根据作者的经验，未局部使用或注射类固醇，眼睑皮肤未见到真性瘢痕疙瘩形成。

　　有几位患者后期出现瘢痕裂开并伴有色素减退，这是一种相对恼火的并发症，特别是在不习惯使用化妆品遮盖的男性患者中。术前沿着现有的上睑皱褶正确设计切口线将会使色素沉着和瘢痕裂开的风险降到最低，仅当患者闭眼时才能显现出来。

　　对于这些病例，可在术后 3~4 个月考虑行瘢痕修复，此时皮肤和周围组织完全愈合并恢复正常。切除瘢痕并重新缝合（皮下或连续缝合）将解决这个问题。

　　在极少数情况下，在极深色皮肤类型中可见到明显的瘢痕色素沉着。患者必须接受这一事实，因为修复瘢痕可能会导致同样的问题再次出现。

　　在下睑，瘢痕异常会造成更严重的问题。瘢痕收缩可导致瘢痕外翻和下睑退缩、巩膜显露和外眦角变圆的情况（图 7.4~7.7）。

　　下睑的瘢痕修复需要对所造成的结果进行精确的评估和诊断。无论是否需要行眦固定术进行进一步支持，缺少皮肤组织时应行皮肤移植以尽可能减小术后张力。

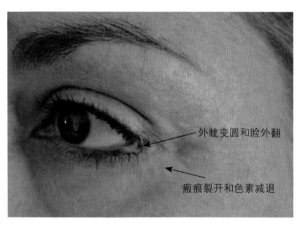

图 7.4　患者在外院接受手术，术后 6 个月因下睑瘢痕开裂和色素沉着、外眦角变圆、轻度睑外翻和巩膜显露来我们诊所就诊。我们采用单缝线牵引技术作为一种支持性的悬吊工具来进行瘢痕矫正

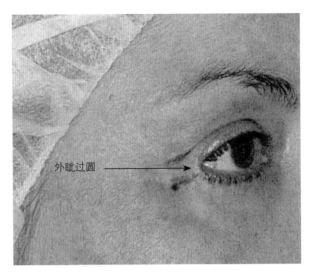

外眦过圆

图 7.5 患者在外院接受手术，由于术前切口线位置选取不当和上、下睑成形术切口过于接近而出现外眦变圆的问题

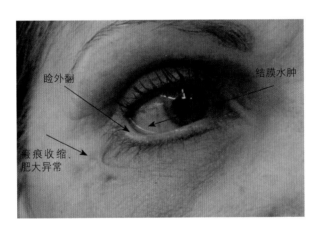

睑外翻

结膜水肿

瘢痕收缩、肥大异常

图 7.6 患者在外院接受手术后出现严重的睑外翻、瘢痕收缩和肥大，在首次眼睑成形术后由同一位外科医生进行了一次修复。还可见轻度结膜水肿。由于瘢痕裂开和自发性愈合引起瘢痕肥大导致进一步收缩和睑外翻（参见第 7 章 7.2 部分关于并发症的管理）

　　大多数情况下，通过采用单缝线牵引技术加固外侧眼睑裂隙的解剖结构，在外眦韧带的下外侧施加牵引，可矫正外眦角过圆的情况。在更严重的病例，可能需要外眦角释放以及进行眦成形术。

　　根据作者的经验，在术后下睑瘢痕裂开 2 mm 以上以及缺乏松弛皮肤

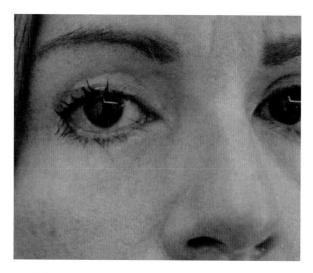

图 7.7　巩膜显露是由于下睑皮肤切除过多和瘢痕收缩导致的。患者之前在外院接受的手术并用单缝线牵引技术进行了矫正

的情况下，应与单缝线牵引技术相结合，以避免术后瘢痕收缩和复发的副作用。确保外眦韧带不发生其他副作用。

在某些情况下，如图 7.6 中的患者，将下睑瘢痕组织游离和皮下纤维组织剥离后，抬起下方剩余皮瓣，与单缝线牵引技术结合，可避免皮肤移植引起的瘢痕形成、褪色和分界线明显等副作用。详细的技术描述将在下文严重睑外翻矫正部分展开。

最后，经结膜切口很少出现肉芽肿形成，在发现后应立即去除，局部麻醉滴剂给药后直接切除（图 6.12 ）。

7.3.2.2　残余脂肪膨出

这是一种罕见但非常令人讨厌的并发症，是由于上、下睑脂肪垫的脂肪切除不足导致的。这种并发症最常见的部位是上睑的内侧脂肪垫和下睑的外侧脂肪垫（图 6.10 和图 6.18 ）。

作者发现，经皮小切口直接进入脂肪垫的方式很容易移除这种残留的脂肪垫。

矫正的时间不应早于首次手术后 3 个月，此时术后水肿已消退，周围组织已完全恢复正常状态。不能因患者的急躁和压力而过早施行矫正，由于术后纤维化、出血过多和患者的不适有可能引起脂肪切除不足。

经皮残留脂肪去除手术的详细介绍可参见第 6 章 6.3.3 部分。

7.3.2.3 兔眼症

该词来源于希腊语单词"Lagós"(野兔、兔子和"眼睛"),意思是眼睛不能完全闭合,就像文献中描述的兔子在夜间睡觉的样子。

兔眼症是在上睑成形术中上睑皮肤切除过多或上睑提肌、上睑提肌腱膜或腱膜前脂肪垫损伤和收缩引起的。相对于美容性眼睑成形术,兔眼症更多见于真性上睑下垂矫正时(图7.8)。

轻度的术后兔眼症常见于上睑成形术患者,原因有术后水肿、睑板前眼轮匝肌功能障碍,或因局部麻醉所致的肌无力和麻痹。一般都是暂时的,症状在术后3天到1周内可消退。

然而,对于单纯缺乏皮肤的兔眼症,这种并发症的副作用更严重。眼睑无法完全闭合会导致干眼综合征、角膜炎和角膜结膜炎。由于干眼造成的反射性泪液分泌作用还可导致溢泪。

对兔眼症进行矫正的时间不应早于术后6～8周,在术后后遗症消退、组织几乎恢复正常后再进行。同时,患者必须用眼润滑剂、天然泪液来治疗并使用防护眼镜片,以尽量减少眼球暴露引起的副作用。

一个非常有趣的问题是对上睑皮肤过度切除及术中潜在兔眼症的认识和识别。如果外科医生怀疑术中出现的轻度兔眼症是由于术中局部肿胀、水肿或注射局部麻醉溶液造成结构变形,或由于过度矫正后缺乏皮肤,明智的做法是保留切除的皮肤并在术后1周采用全层皮肤移植术来解决问题(如果问题仍然存在的话)。与此相反的情况是,术中的兔眼症被诊断为皮肤切除过度引起的,则必须同期在术中进行移植,以保护患者免受兔眼症不良副作用的影响。

术后6～8周后,可对兔眼症进行晚期矫正,并将最适合的皮肤即耳后皮肤作为皮肤移植的选取位置。皮肤移植物必须置于上睑皱褶内,这样

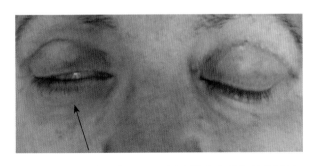

图7.8 患者在外院接收的手术,术后10天因兔眼症来我们诊所就诊。1周后,兔眼症自行消退。给予患者润滑剂和天然泪液来保护眼睛免受干眼的困扰

它就可以隐藏在术后的眼睑上皱襞内。然而，最终的结果将永远不会与首次保守的上睑成形术相似，并且需要时间才能使皮肤移植物融合并且在术后显得自然。

兔眼症后上睑收缩不仅是由于该区域缺乏皮肤，而且还与组织瘢痕和纤维化以及眶隔嵌入深部的眼睑组织有关。因此，明智的做法是在皮肤移植之前，要从较深层组织和纤维粘连中释放眶隔。该手术步骤需要精确和细致的操作，优先保护下方的提肌和腱膜免受损伤。

最后，据报道，先天性兔眼症主要是由于眼睑或先天性皮肤病变导致胚胎性发育不全。对于这些情况，兔眼症是由于眼睑解剖异常引起的，需要用局部皮瓣或其他重建方法进行矫正（图 7.9a ~ c）。

7.3.2.4　下睑退缩、巩膜显露、睑外翻

手术后，后层（下睑缩肌、睑板和结膜）的瘢痕形成可导致下睑退缩，

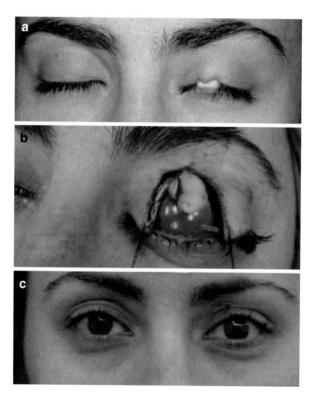

图7.9 （ a ~ c ）该年轻患者由于胚胎性发育不全和上睑的解剖异常导致先天性兔眼症。全层眼睑切除和直接闭合以纠正缺损并修复兔眼症问题

应避免在手术过程中不必要的操作或激光热传导对该区域造成过度损伤。中层（眶隔）的瘢痕形成也会导致下睑退缩，该区域的操作也应该是温和和谨慎的。

这种瘢痕形成和下睑退缩可能导致如巩膜显露和（或）睑外翻的并发症。下睑皮肤和眼轮匝肌的过度矫正也与这些并发症直接相关，应特别注意避免。

经结膜入路的方法和避免粗暴剥离可使下睑退缩的风险显著降低。这是因为一个单独的切口经结膜下睑缩肌和睑囊筋膜，可以使眶隔可视化而无须进一步剥离。

巩膜显露是一种由于结构、进化或内分泌等病理学因素使巩膜区域明显变大的解剖学状态，但也可能在如上所述的手术之后发生，被认为是最复杂的眼睑成形术并发症之一（另参见第 6 章 6.2 部分）。

睑外翻来源于希腊语单词"ektrepein"，意思是"转出"，指的是由于术后瘢痕过度形成或皮肤切除过多引起的一种病理情况，睑缘回缩并从正常解剖位置外翻。

尽管有些作者认为巩膜显露是睑外翻的第一个阶段，但这两种情况不应混淆。巩膜显露与睑外翻的主要区别是，睑外翻是眼睑边缘外翻和穹窿暴露，而在巩膜显露中没有这种情况。此外，在睑外翻中，由于巩膜结膜与眼睑缺乏接触而引起溢泪，而在巩膜显露中不缺少这种接触，如果在罕见情况下发生，溢泪也是轻微的。

巩膜显露作为下睑成形术的一种并发症，对于患者来说是一种非常令人讨厌的结果，需要认真和细致的处理。由于术后水肿或激光换肤后的皮肤收缩，眼睑成形术后会出现暂时性的巩膜显露。在这种情况下，巩膜显露最多 2 周内可自发消退（图 6.13）。

然而，如果下睑退缩是由于后层和中层瘢痕形成或皮肤和眼轮匝肌过度矫正引起，则应行进一步的手术矫正。必须仔细确定矫正时机以避免对患者造成不良的副作用。在任何进一步的手术之前，后层和中层的瘢痕粘连应该被完全消除并随着时间推移和局部治疗而软化。如果在手术中出现皮肤和肌肉的过度矫正，则此方法同样适用。

根据作者的经验，巩膜显露的早期手术矫正只能帮助暂时缓解病情，而不是永久地矫正。这是因为在大多数情况下，深层的粘连会一直持续到最后阶段，尽管早期给予了矫正，眼睑仍会再次发生退缩。这同样也适用于术中皮肤和肌肉切除过多的情况，在术后早期阶段会导致睑缘收缩，并使其脱离正常的解剖位置。作者观察了这类并发症，得出的最终结论是：永久性矫正眼睑退缩的副作用如巩膜显露和睑外翻的完美修复时机应在首次手术最少 3 个月以后。同时，在局部麻醉下对下睑组织进行局部软化治疗如补水、按摩、低能量激光疗法（low-level laser therapy，LLLT）或发光二极管（light emitting diode，LED）光源疗法，以及局部麻醉下暂时性眦固定术，均有助于减轻患者的症状、不适和心理压力。无菌胶布悬吊是另一种方法，它可以暂时帮助患者在术后早期重新调整眼睑的解剖位置。

巩膜显露矫正的手术方法取决于并发症的根本原因。如果问题是由于中层或后层瘢痕形成造成的，且同时存在睑外翻的问题，则应采用更进一步的措施，包括在这些手术平面上对粘连进行精确和细致的剥离，特别要注意避免损伤下斜肌。并发症的分级可以通过几位作者描述的"三指试验"进行评估[2]。如果用一根手指向上移动下睑就能矫正巩膜显露，用单缝线牵引技术水平收紧很可能就可以解决问题（图 7.10a，b）。如果需要第二根手指来纠正退缩眼睑的中心部分，那么应该考虑采用粘连剥离或后层皮肤移植来完成手术。如果皮肤短缺非常明显，可能需要进行全层皮肤移植来矫正。在进行皮肤移植之前，在相同的手术阶段，处理好粘连和纤维化是必要的。

在睑外翻的并发症病例，上述的基本手术步骤也适用于该问题的矫

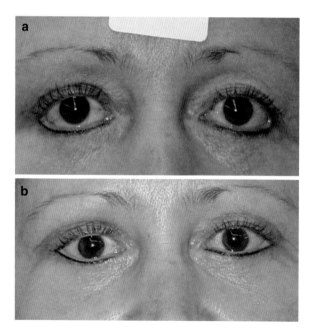

图 7.10　（a）患者在外院做的手术，术后 6 个月双侧下睑出现严重巩膜显露。下睑的皮肤量只能采用如第 5 章 5.2 部分介绍的单缝线牵引技术进行矫正。（b）矫正后 1 年半的最终效果，下睑支持和美学效果良好

正。矫正时机也是一个非常重要的问题，应该根据睑外翻的程度来慎重做决定。应给予皮肤、肌肉和下方组织充足的时间进行软化和放松，平均矫正时间一般在首次手术 3 个月后左右。与此同时，应采取预防措施防止眼睛干燥或其他症状。在最终的矫正手术之前，眦固定术联合单缝线牵引技术也可以缓解症状。

在缺乏皮肤或没有下层薄层粘连的睑外翻病例中，应始终进行广泛剥离及释放挛缩和纤维化的组织。只有在采用眦固定术、眦成形术或其他方法对睑缘进行重新定位和矫正后，才可以考虑修复余下的缺损以避免术后退缩复发。皮肤移植可用于闭合这一缺损。另一种方法是可以通过释放下睑皮肤和肌肉来实现皮瓣的向上外侧推进。

根据作者的经验，在这种并发症的患者中，颧骨骨膜缺损下缘的上外侧提升和悬吊提供了良好的支撑和防止复发的作用。此外，与皮肤移植相比，这项技术带来的面部整体美学效果要好得多（图 7.11 a, b ）。

用 4/0 Prolene 缝线悬吊组织瓣，缝线置于缺损处下缘 1 ~ 2 cm 处，

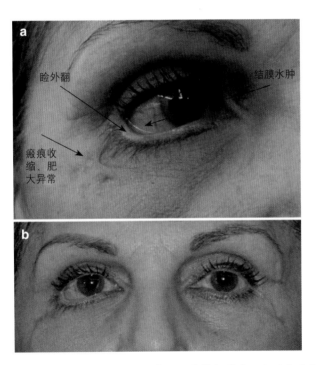

图 7.11　患者在外院接受了首次眼睑成形术和一次修复手术。由于术后右眼巩膜显露来我们诊所就诊。失败的修复手术导致睑外翻并发症、结膜水肿和外部瘢痕肥厚性收缩。（ a ）箭头表示术后并发症。（ b ）正面观可见眼睑过度扭曲变形。注意右下睑皮肤切口错位导致眼睑退缩。患者在修复手术后 4 个月进行再次矫正

穿过皮下全层包括此处的浅表肌腱膜系统（superficial musculoaponeurotic system，SMAS）上部分。皮瓣沿着缺损方向推进得到大量皮肤，然后锚定在颧骨骨膜上。为加强悬吊以同样的方式缝合 3~4 针（图 7.12 和图 7.13）。

在皮瓣推进和释放睑缘处退缩的皮肤之前，为了充分游离周围组织应进行粘连组织的分离。在大多数患者中，一旦完成剥离，眼睑处缺损会被极端放大。下一步是如前所述的用单缝线牵引技术支持外眦。单缝线牵引技术的切口位于上睑皱褶的外侧（图 7.13 a，b）。

随着皮瓣的推进，缺损被充分地缩小，并且产生足够的皮肤量可以直接无张力地闭合剩余切口（图 7.14 和图 7.15a，b）。

已证明皮瓣上外侧推进和单缝线牵引技术结合是矫正眼睑成形术后重度和中重度并发症的良好方法，可提供长期、稳定、优良的美学效果，复发率低。根据并发症的严重程度，用这组技术对眼睑的轻微过度矫正可

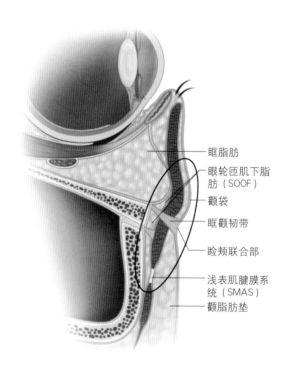

眶脂肪

眼轮匝肌下脂肪（SOOF）

颧袋

眶颧韧带

睑颊联合部

浅表肌腱膜系统（SMAS）

颧脂肪垫

图 7.12 图示为下睑和颧骨区域的解剖结构，黑色椭圆线显示了皮瓣部分，其被向上推进并通过颧骨骨膜支撑悬吊。如果无法实现足够的皮瓣推进，就可以剥离眶颧韧带。皮瓣是在一个上外侧矢量上向前推进，均匀地将前方的组织分配到缺损部位并减小其尺寸

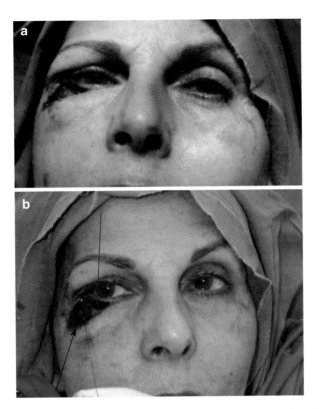

图 7.13 （a）瘢痕被释放，睑缘从下方的纤维组织和粘连中释放出来。眼睑恢复正常的移动性，并应用单缝线牵引技术来支撑外眦区域，确保眼睑修复，并重建睑缘的水平矢量（图 b 中的红色箭头）。（b）将 4/0 Prolene 永久性不可吸收缝线在皮下平面上穿过缺损的下缘，以便使皮瓣向上外侧推进（黑色箭头）

以预计术后重力对组织的影响。术后 3~4 周内过度矫正问题将被解决，眼睑恢复正常和对称位置，与非手术侧相似（图 7.16a~d）。

7.4 单缝线牵引技术在下睑并发症矫正和其他下睑临床表现中的应用

从 2004 年开始，作者在临床实践中引入单缝线牵引技术，其通过上外侧牵引的方法，最初是用于替代下睑激光皮肤收缩来减少 CO_2 激光换肤术的副作用和过长停工期，已证明其与激光的换肤性能同样有效，且没有如红斑、色素沉着、延迟愈合等副作用。

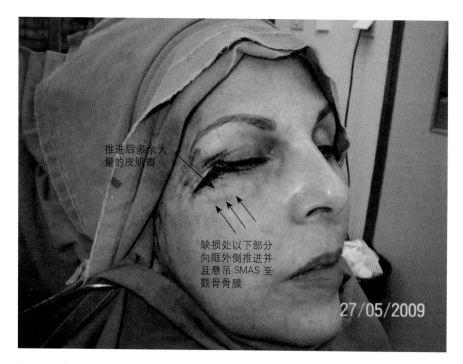

推进后多余大量的皮肌瓣

缺损处以下部分向眶外侧推进并且悬吊 SMAS 至颧骨骨膜

27/05/2009

图 7.14　推进皮瓣，缩小缺损处尺寸。多余大量的皮肤向上外侧推进用于直接闭合眼睑切口和剩余缺损

随着时间的推移，它成了一种可以很好实现悬吊的工具，可改善眼睛的形状并避免下睑成形术的潜在副作用，现如今已常规应用于所有眼睑成形术患者身上。

单缝线牵引技术作为一种简单快速的手术方法，即使不需要施行完整的眼睑成形术，也可以作为单一疗法应用于因老化引起巩膜显露的患者，或因眼睑松弛影响眼部美观度的患者，只需在上睑皱褶内做一个 1 cm 的切口（图 7.17）。

此外，已证明单缝线牵引技术是矫正下睑成形术后并发症（如巩膜显露、睑外翻和眼睑退缩）的非常重要的工具。其矫正这些并发症的作用已得到广泛认可，不像传统的眦固定术要切开一个过宽的手术切口才能完成，直接使用现有的上睑成形术切口或在上睑皱褶内做一个很小的切口即可。

前几章中已经分析了单缝线牵引技术作为一项辅助技术用于改善眼睑成形术的功能和美观效果，并且作为矫正眼睑成形术并发症的一种合适和有效的方法。该技术只需要一个简短的学习曲线，就可以在日常手术中轻

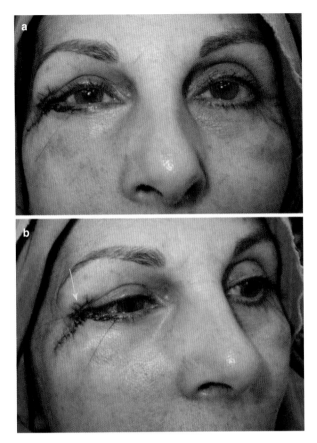

图 7.15 （a，b）缺损和下睑缘切口在无张力情况下使用上外侧皮瓣推进的多余皮肤量进行切口闭合。橙色箭头（b）所示为上睑皮肤切口采用单缝线牵引技术。用这种方法对调整眼睑轻微的过度矫正是可取的，以预测对切口组织的重力作用

松应用。

令人印象深刻的是，这种技术如何将其扩展应用到眼睑区域中观察到的其他几个临床实体。目前对于轻微下睑衰老症状如轻微眼睑松弛、后天性巩膜显露或皮肤纹理问题，寻求简单处理措施的患者人数正在逐步增加。应告知患者，该技术不能替代原本的眼睑成形术，不能获得相同的美学效果，但是短暂的停工期、可在诊室内操作、对眼睑形状和皮肤纹理的改善以及术后效果明显，这些因素都是促使它广受好评的原因。

单缝线牵引技术对矫正先天性眼睑畸形也是非常有效的，例如许多患者经常观察到的外眦下垂这种情况。它对眼眶区域的美观度和患者的自尊心有很大影响。一个简单的操作如单缝线牵引技术就能很容易地矫正这个

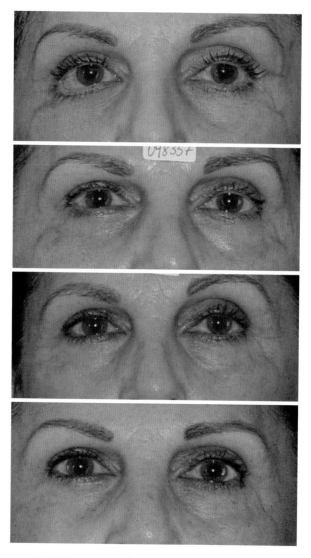

图 7.16 （a~d）患者术前，术后 6 个月、1 年和 3 年的状态变化。已经实现对称和稳定的效果。瘢痕愈合得很好且很不明显

问题，并使患者能够很快返回到日常活动中（图 7.18）。

最后，单缝线牵引技术对那些在眼睑成形术后出现不良结果，还出现了其他副作用和停工期延长，并试图纠正这些问题但结果仍不理想的患者，也能起到非常有益的支持作用。在该微创手术后，这项技术的直接效果和对眼睑畸形外观的精细调整使得患者非常高兴和感激（图 7.19）。

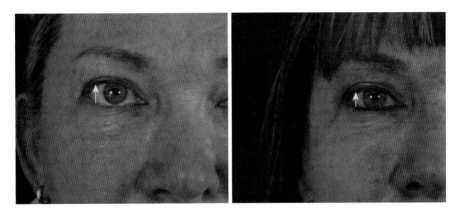

图 7.17 患者仅采用单缝线牵引技术术前、术后的对比照片，通过位于上睑皱褶处的短切口完成，用于矫正由于老化造成的皮肤松弛和巩膜显露。可见箭头所示的眼睑垂直距离减小，术后眼睑呈现年轻化外观

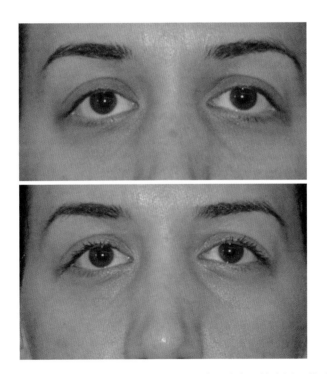

图 7.18 该年轻患者双侧外眦区域先天性下垂，行单缝线牵引技术矫正前后对比照片。切口位于上睑皱褶处，完全隐藏在睑板上皱襞内。为了避免术后对外眦区域的重力作用，某些特定患者需要过度矫正

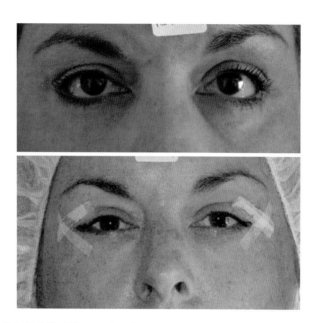

图7.19　患者在外院接受的下睑成形术，术后2个月因巩膜显露和睑外翻行矫正手术，效果不佳。在首次手术4个月后，患者在我们诊所接受了单缝线牵引技术矫正巩膜显露和睑外翻。在下图中，患者术后即刻双眼表现出良好的支持和对称性

参考文献

1. Weinfeld AB, Burke R, Codner MA. The comprehensive management of chemosis following cosmetic lower blepharoplasty. Plast Reconstr Surg. 2008 Aug; 122(2):579–86.
2. Oestreicher J, Mehta S. Complications of Blepharoplasty: prevention and management. Plastic Surgery International. 2012; 2012:252368.

第8章 后记：无知的哲学方法及其在美容外科中的应用

苏格拉底是一位希腊哲学家，也是西方思想的主要来源。除了他的学生尤其是柏拉图记录的内容，他的生活鲜为人知。

苏格拉底认为，哲学应该为社会更大的福祉而取得实际的成果。他试图建立一个基于人类理性而非神学教义的伦理体系。他指出，人类的选择是出于对幸福的渴望。最终的智慧来自于了解自己。一个人知道得越多，他或她的推理能力就越强，做出的选择也会通过知识带来真正的快乐。

在柏拉图的著作中，"我唯一所知的是我一无所知"（古希腊语：ἕν οἶδα ὅτι οὐδὲν οἶδα, hen oída hoti oudén oída；拉丁语：scio me nihil scire or scio me nescire）这句名言，其思想可归功于他的老师希腊哲学家苏格拉底。

苏格拉底坚持以一种奇妙的方式即诚实地假设无知，这成为真正知识的开端。

当一个人经历这个临界点时，没有恐惧也没有期望，似乎非常重要的是要在他或她的生活中发生的是逐渐转化为微观单元的存在，并总是适时地寻求苏格拉底式的教学（由希腊和全人类的大师、哲学家苏格拉底创建于2500年前的古希腊）。

根据这一哲学思想，问题在于现有的、既定的无知，根据柏拉图的说法，这是由以下几种类型代表的：单一、双倍、极大和诡辩。

单一无知指的是当一个人忽略某件事时，但同时意识到忽略了它。

双倍无知指的是当一个人忽略某件事时，同时也没有认知到忽略了它。

极大无知指的是当一个人忽略某件事时，他认知到他的无知，却仍坚持自己的观点和看法，而不愿从他的无知中脱离出来或者放弃这份无知。

最后，诡辩是指当一个人忽略某件事时，用各种各样的猜测、未加证实的意见和武断的结论来试图掩饰和掩盖他的无知。

这种区别对应于人类的类型，他们根据社会的特征而发展。遗憾的是，极大无知和诡辩这两种形式在我们社会中是出现最为广泛的。

此外，另一个非常重要的术语可以与这两种类型的无知一起说的就是"一知半解"。这个词的定义是"知识和学习的肤浅表现"，换句话说，就是部分或一半的知识，这无疑比无知更糟糕。

第二种形式的无知是双倍的，主要是由于人类社会的存在所引起的负面条件。这些个体通常都是有意识的。由于社会或经济原因，缺乏接受高等教育的机会，偶尔也会自我安慰，这种对更多知识挖掘的潜力没有被利用。

第一种形式单一无知是一种"被祝福的"无知。这是苏格拉底哲学的起点，也是对加入真知的鼓励。当个人理解自己的处境并大声说："我唯一所知的是我一无所知。"这些人才是获得先进知识和持续教育机会的绝佳候选人。

除了在我们的日常生活之外，这种哲学思维也需要应用于我们的美容外科实践中。知识和教育的获取是一种可以根除一知半解（部分知识），并最小化极大无知和诡辩的黄金标准，这种无知可能也会成为导致患者手术结果不理想的原因。

此外，在我们的生活中，对单一和双倍无知的接受及理解将激励更多密集和持续性的训练和教育行为，这无疑会改善日常美容外科实践中的外科技能、决策和最终结果。

如果我们知道我们所知道的，并且知道我们所不知道的话，那么我们就会寻求和获取更多的教育或培训机会。进一步对经验的获取将使日常美容外科实践中的并发症发生率降到最低，并为患者创造更多的幸福感。此外，它将在外科医生和患者之间建立更高的互信标准，这是一个长期认知的非常有效的先决条件，可以使美容外科成为社会的顶级专业。